案析鼻腔鼻窦肿瘤诊治

Case Analysis: Tumor of Nasal Cavity and Sinuses

主　编　孙亚男　王婧婷

副主编　秦晓威　李丹丹

编　者

孙亚男	哈尔滨医科大学附属第二医院	姜琳琳	哈尔滨医科大学附属第一医院
王婧婷	哈尔滨医科大学附属第二医院	李婷婷	哈尔滨医科大学附属第四医院
秦晓威	哈尔滨医科大学附属第一医院	金　梦	黑龙江省医院
李丹丹	哈尔滨医科大学附属第二医院	陈晓雪	哈尔滨医科大学附属第一医院
杨镇鸣	哈尔滨医科大学附属第二医院	徐　锐	哈尔滨医科大学附属第二医院
于好洋	苏州大学附属独墅湖医院	许　丹	哈尔滨医科大学附属第二医院
赵　东	哈尔滨医科大学附属第四医院	余巍敏	哈尔滨医科大学附属第二医院
孙川惠	贵州中医药大学	舒圣捷	哈尔滨医科大学附属第二医院
侯月婷	哈尔滨医科大学附属第四医院	郑泽宇	哈尔滨医科大学附属第二医院

人民卫生出版社

·北　京·

图书在版编目（CIP）数据

案析鼻腔鼻窦肿瘤诊治 / 孙亚男，王婧婷主编. —
北京：人民卫生出版社，2023.7
ISBN 978-7-117-34898-0

Ⅰ. ①案… Ⅱ. ①孙… ②王… Ⅲ. ①鼻腔肿瘤－诊
疗 ②鼻窦疾病－肿瘤－诊疗 Ⅳ. ①R739.62

中国国家版本馆CIP数据核字（2023）第101424号

人卫智网	www.ipmph.com	医学教育、学术、考试、健康，购书智慧智能综合服务平台
人卫官网	www.pmph.com	人卫官方资讯发布平台

案析鼻腔鼻窦肿瘤诊治
Anxi Biqiang Bidou Zhongliu Zhenzhi

主　　编：孙亚男　　王婧婷
出版发行：人民卫生出版社（中继线 010-59780011）
地　　址：北京市朝阳区潘家园南里 19 号
邮　　编：100021
E - mail：pmph @ pmph.com
购书热线：010-59787592　 010-59787584　 010-65264830
印　　刷：北京盛通印刷股份有限公司
经　　销：新华书店
开　　本：787 × 1092　1/16　　印张：10
字　　数：212 千字
版　　次：2023 年 7 月第 1 版
印　　次：2023 年 8 月第 1 次印刷
标准书号：ISBN 978-7-117-34898-0
定　　价：76.00 元

打击盗版举报电话：010-59787491　E-mail：WQ @ pmph.com
质量问题联系电话：010-59787234　E-mail：zhiliang @ pmph.com
数字融合服务电话：4001118166　　E-mail：zengzhi @ pmph.com

前　言

鼻腔鼻窦恶性肿瘤在耳鼻咽喉头颈外科范围内仅次于鼻咽癌和喉癌而居第三位。该疾病起病隐匿，临床表现缺乏特异性，病理类型繁多，尤其是鼻腔鼻窦的恶性肿瘤，很多患者在就诊时已为中晚期，由此鼻腔及鼻窦肿瘤的早期诊断、早期治疗显得尤为重要。随着微创鼻外科技术的发展和向颅底外科领域的不断延伸，鼻腔鼻窦肿瘤的治疗方案也取得了前所未有的突破，尽管手术技术的难度和风险逐渐增大，但患者的疗效以及生活质量得到了大大的提高。虽然已出版的教材或参考书对鼻腔鼻窦肿瘤都有一定程度的阐述，但专门讲解如何对鼻腔鼻窦肿瘤诊断和治疗的书较少。为此，我们编写了这本书。

全书分为上篇和下篇，上篇为总论，分别从鼻腔鼻窦肿瘤的概述、分类、检查、治疗以及鼻腔鼻窦恶性肿瘤切除术护理常规五章，全面地将鼻腔鼻窦肿瘤的基础理论和前沿观点展示给读者。下篇为病例解析篇，主要精选笔者近十年来临床上所诊治的典型鼻腔鼻窦肿瘤病例，分别从病史摘要、查体、辅助检查、术前诊断、治疗方案、手术过程、病理学检查、术后诊断、术后处理、随访及预后方面进行系统阐述，并结合近年来的新理论、新观点和新进展对每个病例进行总结，旨在让读者对鼻腔鼻窦肿瘤疾病的特点有全面的了解，对诊疗方法有系统的回顾，从而提高医护人员在临床上对症状重、并发症多、病情复杂的鼻腔鼻窦疾病的诊治水平。

本书所包含的内容全面，既有理论知识，又涵盖病例分析和护理要点，图文并茂，较为客观地反映了我国鼻腔鼻窦肿瘤的诊疗新进展，不仅能满足各个临床阶段的鼻外科医师参考需求，对于眼科、颅底外科也不失为一本借鉴经验的书籍。真诚地希望此书对从事鼻–眼–颅底外科工作的年轻医师具有实际指导意义。科学技术日新月异，书中收录的图片和病例数量有限，书中所述可能存在不足和纰漏之处，恳请各位前辈、同仁和读者批评与斧正，以便重印时参考和改正。

孙亚男　王婧婷

2023 年 4 月于哈尔滨

目　录

总　论

病例解析篇

总 论

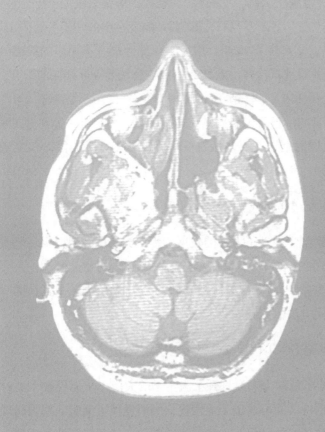

第一章　鼻腔鼻窦肿瘤概论

第一节　鼻腔鼻窦肿瘤诊治发展史

当下肿瘤作为严重危害人类健康的一大类疾病，其发现与治疗最早可以追溯到古希腊时期。直至近代，放射性元素镭的发现，推动了对肿瘤影像学的发展。显微镜技术，也让人类对肿瘤的认识水平提升到了细胞及分子水平，从而有了良性和恶性肿瘤的区分。

肿瘤的发展分为四个时期：古典时代、器官水平时代、细胞水平时代、亚细胞水平及分子水平时代。随着内镜技术的发展，人们对鼻腔鼻窦肿瘤的认知更加形象化和具体化，对鼻腔鼻窦肿瘤的诊治也取得了前所未有的进步。

（一）古典时代（15 世纪以前）

距今 3 500 多年前，中国最早的医学就已经记载了肿瘤，在商代的甲骨文中也发现了"瘤"这个字，给予了这类疾病内在的含义。《周礼天官》《黄帝内经》中已经描述了一些肿瘤的病状及治疗，以"积聚""噎膈""乳岩""石瘕""癥瘕"等词来描绘[1]。《卫济宝书》（公元 1170 年）中第一次用"癌"字来形容恶性肿瘤。"癌"字中的"嵒"意为山岩，形容了恶性肿瘤的形状及外形[2]。公元前 1500 年，埃及不仅对肿瘤有了相应的描绘，还开始应用砷化物油膏对有溃疡的肿瘤进行治疗。希波克拉底（公元前 460~前 370 年）已对肿瘤有了比较明确的认识。公元 150 年罗马皇帝的御医盖伦提出"恶性肿瘤"与"螃蟹"等同，因他发现了乳腺癌患者的淋巴管形状跟螃蟹形似，就以"crab"命名，并演变到了今天的英文单词"cancer"。同时期人类对鼻腔鼻窦肿瘤的认知几乎为零，仅能观察到部分的临床症状。

（二）器官水平时代（15 世纪 40 年代至 19 世纪 50 年代）

随着欧洲文艺复兴的到来，解剖学得到了大力的发展，为人类认识肿瘤奠定了坚实基础。安德烈·维萨里有本著作叫《人体结构》，其中描述了关于肿瘤的相关概念，人类开始发现鼻腔鼻窦结构的特殊性，为鼻腔鼻窦肿瘤的认知提供了解剖学依据。并且在同时期的医师中已经开始有人试图用不同方法治疗肿瘤[3]。

（三）细胞水平时代（19 世纪 50 年代至 20 世纪 30 年代）

19 世纪 50 年代随着显微镜的出现，为人类打开了微生物的大门，从而导致人类对疾病的认知进入细胞水平时代。罗伯特·胡可改进了显微镜，继而发现了细胞。德国病理学家魏尔啸提出了细胞的结构改变和功能的障碍是肿瘤疾病的基础，从而首创细胞病理学学科，进一步推动了人类对肿瘤的认识 [4]。人们发现鼻腔鼻窦细胞结构的不同，从而导致了此处发生肿瘤的来源也呈多样化。

（四）亚细胞水平及分子水平时代（即现代时代，20 世纪 30 年代起至今）

20 世纪 50 年代以后，由于电子显微技术、细胞生物学技术、免疫学技术、组织化学技术、分子生物学技术、现代遗传学技术等兴起、发展和渗透，肿瘤病理学的诊断已逐步深入到了亚细胞水平、分子水平，使得人类对肿瘤的认识更深入更透彻，鼻腔鼻窦肿瘤认知进入了认知的爆发期 [5]。

（五）内镜系统

由于鼻腔鼻窦的结构复杂性，受当时技术条件的限制，人类在治疗的过程中未能完全窥视整个鼻腔鼻窦。早在 1868 年，在临床上已经把前鼻镜作为常规应用。那个年代耳鼻咽喉科医师奋斗的目标就是如何更清楚地看到鼻腔内狭窄的通道和鼻窦窦腔。Wertheim 在 1869 年设计过用以检查鼻腔的前部和中部的鼻腔镜。1879 年柏林泌尿外科医师 Nitze 制成了第一个含光学系统的内镜（即膀胱镜），其前端含一个棱镜。1901 年的 Hirschmann 等应用改良膀胱镜通过牙槽观察到上颌窦，并于 1903 年在中鼻甲全切除或部分切除之后，内镜下观察到了筛窦气房，并成功切除一例筛窦脓肿。1925 年美国纽约鼻科大夫 Maltz 将其深入到鼻窦，并称之为鼻窦镜（sinuscopy）[6-7]。但是这些探索，由于受当时技术诸如照明昏暗、镜体笨重等原因的限制，并没有广泛开展起来。直到 20 世纪 50 年代初，Hopkins 给予了该系统极大的改进，特别改善了照明系统，并配以不同视角和不同弯度相对应的器械，使内镜渐渐发挥了其特有的优势。1954 年，Heermann 将它与显微镜结合起来，在尽可能清除病灶方面有了一大进步。1983 年美国的 WelchAllyn 公司研制出了电荷耦合元件（charge coupled device，CCD）代替了内镜的光导纤维导像术，宣告了电子内镜的诞生——内镜发展史上另一次历史性的突破。近年随 CCD 技术的进步，电子内镜也不断改进，出现了高分辨电子内镜、放大电子内镜、红外线电子内镜等。总体来说，20 世纪 50 年代后期，纤维内镜的发展给鼻腔鼻窦肿瘤的诊断甚至治疗都带来了突破性的进展，随着内镜仪器的更新发展，无论从检查部位或深度均有长足的发展。内镜下治疗使不少先前需要外科手术解决的肿瘤，病理取材变成了微创手术，也使得一些良性肿瘤的微创成为可能 [7]。

综上所述，可以说鼻腔鼻窦肿瘤诊治的发展史就是一部人类对疾病认知的过程，是人类征服自我、认知自我的过程，不是随着某单一技术的突破而发展的，是多方面因素综合的发展。相信随着科学水平的进一步发展，以及人类对疾病认识的发展。人类对鼻腔鼻窦肿瘤的认知会进一步地发展，最终转化为治疗水平的提升，为人民的健康保驾护航。

参考文献

[1]　殷蔚伯. 放射肿瘤学进展. 中国临床肿瘤学教育专辑（2001）中国抗癌协会临床肿瘤学协作中心
（CSCO）第五届年会论文集. 北京：中国医药科技出版社，2001. 247-252

[2]　尚虹，席焕久. 古病理学研究的发展. 解剖学杂志——中国解剖学会 2002 年年会文摘汇编，2002：
31

[3]　文彬. 恶性肿瘤基因治疗研究进展. 川北医学院学报，1999，14（4）：102-104

[4]　陈诗书. 人类恶性肿瘤基因治疗研究的进展. 中国肿瘤，1994，3（4）：20-22

[5]　THOMASSIN J. The History and Development of Endoscopic Ear Surgery (EES). J Laryngology Otology,
2016, 130(S3)：S46-S47

[6]　MARGULIES D K. SHABOT M M. fiberoptic imaging and measurement//HUNTER J G, SACKIER J M.
Minimally Invasive Surgery. New York: McGraw-Hill, 1993

[7]　张秋航，刘海生，杨大章，等. 影像导航在经蝶垂体腺瘤切除术中的应用. 中华耳鼻咽喉头颈外科
杂志，2005（40）：41-44

第二节　鼻腔鼻窦肿瘤的研究进展

一、流行病学

（一）鼻腔鼻窦良性肿瘤

鼻腔鼻窦肿瘤少见，但种类众多。肿瘤组织可来源于各胚层，分类不一，我们采用按组织来源分类：上皮组织肿瘤、软组织肿瘤、软骨和骨组织肿瘤、淋巴造血相关组织肿瘤、异位颅内相关组织肿瘤[1]。其中上皮组织肿瘤为最多见，软组织肿瘤次之，两者合占70%～90.3%。

发生于鼻腔鼻窦部位的肿瘤起源复杂，类型繁多，良性肿瘤的类型可达到 40 多种，主要有内翻性乳头状瘤、血管瘤、神经鞘瘤、神经纤维瘤等，其中大多数肿瘤较少见，最常见的以内翻乳头状瘤和血管瘤为主[2]。鼻腔鼻窦良性肿瘤发生于鼻窦者占42%，鼻及鼻窦者占23%，鼻腔者占31%，外鼻者占4%。

鼻腔鼻窦的良性、恶性肿瘤发生率存在一定差异，良性和恶性患者的数量比大约为3：2，不同年龄段的患者中良性和恶性鼻腔鼻窦肿瘤患者的数量比也不同，在少年人群中良性和恶性患者的数量比约为 2.3：1，而在老年患者中良性和恶性患者的数量比约为1：1.2。虽然发病年龄对临床诊断有一定提示作用，但部分鼻腔鼻窦肿瘤的形态学及常规影像学表现类似，良恶性难以区分。

（二）鼻腔鼻窦恶性肿瘤

从整个人群中来看，鼻腔鼻窦恶性肿瘤的发病率还是比较低的，男性中为<1.5/10万，女性为<1.0/10万。据国内统计，占全身恶性肿瘤的2.0%~4.0%，国外报告占0.5%~2.5%，占头颈部恶性肿瘤的3%，在耳鼻咽喉的发病率仅次于鼻咽癌以及喉癌[3]。在一些地区如日本、中国部分地区和印度发病率较高，在我国北方发病率高于南方。鼻腔鼻窦的恶性肿瘤60%来源于上颌窦，20%~30%来自鼻腔，10%~15%来自筛窦，1%来自额窦和蝶窦。单独考虑鼻窦恶性肿瘤的话，77%来自上颌窦，22%来自筛窦，1%来自额窦和蝶窦[4]。原发于鼻腔的恶性肿瘤多见于鼻腔侧壁，鼻中隔者甚少见，其发病率低于鼻窦恶性肿瘤。鼻腔与鼻窦的恶性肿瘤可以相互影响，尤其是中晚期的肿瘤很难确定其原发部位。

鼻腔鼻窦恶性肿瘤病理分鳞状细胞癌最为多见，约70%~80%，是肉瘤发病率的6~7倍，其次为腺癌及腺样囊性癌。癌患者绝大多数在40~60岁之间，肉瘤在青年人多见，儿童亦可见。有关文献上记载的肉瘤患者最小年龄为3月龄，是一名外鼻及鼻前庭部基底细胞癌的患儿。

由于鼻腔鼻窦解剖结构的复杂性及其肿瘤特性病变的临床表现与鼻窦炎临床表现相似，容易被患者及医师所忽略，其中大约50%的鼻腔鼻窦恶性肿瘤确诊时已到晚期，预后较差[5]。

二、病因学

鼻腔鼻窦肿瘤的病因至今并不明确，对鼻腔、鼻窦肿瘤的病因学、生物学、临床特征的深入研究，有助于鼻腔、鼻窦肿瘤的诊断和治疗。

1. 长期慢性炎症的刺激 大量研究显示鼻腔鼻窦良、恶性肿瘤的患者，多数具有鼻炎、鼻窦炎等慢性病史，说明二者可能存在病因关系。长期持续的炎症刺激可促使鼻腔鼻窦的假复层柱状上皮发生化生，转化为鳞状上皮，为鳞状细胞癌发生奠定基础[6]。多项研究证实内翻性乳头状瘤、混合瘤、神经鞘膜瘤、鼻硬结病、纤维瘤等良性疾病在反复炎症刺激下也有恶变可能性。

2. 接触致癌物质 长期接触致癌物质也会诱发鼻腔、鼻窦恶性肿瘤的发生。通过吉祥研究中心的研究，木屑、粉尘、皮革以及铬镍等其他化学合成物的职业接触以及甲醛、胶水以及有机溶剂的接触对鼻腔鼻窦肿瘤的发生发展具有重要作用。因此原因鼻腔鼻窦肿瘤被认定为"职业病"[7]。制镍工人以及长期接触木屑及木料粉尘的工人患鼻窦癌的危险性较正常普通人都大大增加。伐木工人鼻腔鼻窦腺癌发病率很高，占鼻腔鼻窦恶性肿瘤的82%，而其他行业人员这种肿瘤仅占8%。长期职业性接触木屑会增加鼻腺癌的风险。另外，烟草燃烧时释放的有害化合物如5-羟甲基糠醛、N-亚硝基尼古丁对鼻黏膜的直接伤害可能是鼻腔鼻窦恶性肿瘤发病率增加的原因之一，特别是鳞状细胞亚型的发生。有报道显示尼古丁可抑制多种细胞系的凋亡，这可能表明尼古丁可以通过激活细胞生长途径来促进癌症的发展。

3. 病毒感染　近来多项研究证明乳头状瘤的发生与HPV病毒感染密切相关。HPV病毒已经在30%的鼻窦肿瘤患者病理组织中被检测到，且高危型HPV16与鳞状细胞组织型密切相关[8]。而HPV感染是否与内翻性乳头状瘤的复发与恶变有关一直备受争议，HPV感染鼻窦黏膜时可诱导宿主细胞的基因改变，从而导致细胞增殖和鼻腔乳头状瘤的形成，即使HPV在此过程中被清除，这些肿瘤也会继续生长。同理，如果内翻性乳头状瘤被高危HPV重叠感染，即使病毒感染被清除，这也可能导致促进恶性进展的细胞变化。多项回顾性研究表明复发性内翻性乳突状瘤的HPV阳性率明显高于未复发性内翻性乳突状瘤，且可以在恶变前的乳头状瘤或鳞状细胞癌前乳头状瘤的良性区域检出HPV病毒。目前除了HPV病毒以外，表皮生长因子受体（epidermal growth factor receptor，EGFR）基因也受到关注，由内翻性乳突状瘤相关鳞状细胞肿瘤中EGFR突变的特异性表明，由内翻性乳突状恶变导致的鳞状细胞癌在生物学上不同于其他鼻窦鳞状病变，可考虑乳头状瘤会发生恶性转化为鳞状细胞癌与*EGFR*的突变相关。临床如果能尽早检测出易复发及恶变内翻性乳头状瘤，有利于术中彻底清除病变组织，严格执行术后随访，可有效降低内翻性乳头状瘤的复发及恶变率，但目前HPV病毒及*EGFR*等相关物质的检查由于技术及经济等原因并未在临床全面普及，希望该检查可以广泛应用于高度怀疑乳头状瘤的患者中。

4. 免疫功能低下　当机体细胞免疫和免疫监视功能低下时，突变及癌变的细胞会逃脱免疫监视导致恶性肿瘤的发生。如长期患有免疫病、服用激素等免疫抑制剂的群体易出现免疫异常，导致异常增殖的细胞难以及时被清除。鼻腔鼻窦恶性肿瘤患者大多表现为外周血T淋巴细胞功能受到严重抑制，细胞免疫和免疫监视功能低下，细胞因子网络及其受体间的调节失控，血浆内白细胞介素（IL-2、IL-6）活性较正常人明显低下，IL-2受体表达显著增高。

5. 外伤　局部的血管受外伤后及某些物理因素刺激后会导致血管扩张促使血管瘤的形成，鼻中隔前下部易受外伤、干燥等刺激，易诱发毛细血管瘤的发生。鼻腔鼻窦骨瘤、软骨瘤亦可由外伤、感染引起鼻窦壁骨膜增生而成。多项报道显示肉瘤的患者多具有外伤病史[9]。

6. 基因突变　近年许多研究表明特定基因突变在鼻腔鼻窦肿瘤的发展中扮演着重要角色，研究其突变率以及相关基因的过度表达对判断鼻腔鼻窦肿瘤恶性度及预估预后有重要参考意义。*P53*基因是近年来研究结果公认的一种肿瘤抑制基因，其产物野生型P53蛋白具有细胞增殖的负调节作用。*P53*基因突变后产生突变型P53蛋白，后者失去正常功能，细胞将以无限繁殖方式生长下去而导致肿瘤的发生[10]。

三、病理学

鼻腔及鼻窦肿瘤发病率较高，其中鼻腔鼻窦恶性肿瘤约占整个恶性肿瘤的 1%，占所有上呼吸道恶性肿瘤的 3%，占所有头颈部肿瘤的 3%。

依据组织细胞的起源，可将鼻腔鼻窦肿瘤归纳为五大类，即上皮组织源性肿瘤、软组织源性肿瘤、淋巴造血组织性肿瘤、骨及软骨组织源性肿瘤及异位颅内组织来源肿瘤[11]。

（一）上皮组织来源

鼻腔鼻窦的上皮组织可区分为被覆上皮及黏膜内的小唾液腺型上皮，其对应的肿瘤也可分为被覆上皮及唾液腺上皮来源的肿瘤。主要包括内翻性乳头状瘤、鳞状细胞癌、腺癌、腺样囊性癌[12]。

1．乳头状瘤　按照发生的部位、被覆上皮的性质和生长发展的形式，鼻腔和鼻窦乳头状瘤可分为三型：

（1）鳞状细胞乳头状瘤（squamous cell papilloma）：是最常见的一种良性肿瘤。发生于鼻前庭的鳞状上皮或由鼻腔和鼻窦柱状上皮化生而来。鼻前庭或鼻中隔黏膜与皮肤交接处有一种角化型乳头状瘤（keratotic papilloma），亦称鼻前庭疣（vestibular wart）。

（2）外生性"移行细胞性"乳头状瘤（exophytic transitional cell papilloma）：好发于鼻中隔，少数也可发生于鼻腔外侧壁或鼻窦。肿瘤发生于呼吸型的假复层纤毛柱状上皮，又称为柱状细胞乳头状瘤。

（3）内翻性"移行细胞性"乳头状瘤（inverted transitional cell papilloma）：较多见。发生于鼻窦或鼻腔侧壁。内翻性乳头状瘤病理上表现为多层上皮的内翻性生长，典型的形态特征是由鳞状细胞和或呼吸细胞组成的表面上皮向下基质内的多发性倒置，内衬一层清晰完整的连续基底膜，非角化性鳞状上皮或移行上皮通常占主导地位，并被一层纤毛柱状细胞覆盖。

2．鳞状细胞癌　鳞状细胞癌病理学分为角化型及非角化型（柱状细胞性和异型细胞型）鳞状细胞癌。

（1）角化型鳞状细胞癌：在组织学上类似于头颈部其他部位的鳞状细胞癌。有明显的鳞状细胞分化，包括细胞外角化、细胞内角化（粉红色胞质和角化不全细胞）和细胞间桥。肿瘤细胞常相互衔接以片状镶嵌排列，肿瘤可能以巢状、块状、小簇细胞或单个细胞存在。浸润灶边界多稍钝，呈不规则的带状或片状浸润。

（2）非角化型（柱状细胞型和移行细胞型）鳞状细胞癌：是一种以丛状或带状生长模式为特征的肿瘤[13]。浸润灶常边界清晰，因此即使出现不规则的巢状浸润灶，也很难判断是否为浸润。细胞学变化不典型性明显，通常无角化。偶尔可以见到含有黏液的瘤细胞。低分化者难以诊断为鳞状细胞来源，需和鼻腔嗅神经母细胞瘤、神经内分泌癌鉴别。

3. 腺癌　腺癌是一组除外了唾液腺来源癌的鼻腔鼻窦恶性腺样肿瘤,有两种主要类型:肠型腺癌和非肠型腺癌。进一步可以分为低度恶性和高度恶性两种亚型。总的说来,腺癌约占整个鼻腔鼻窦恶性肿瘤的 10%～20%。

(1)肠型腺癌:是一种原发于鼻腔和鼻窦的恶性腺样肿瘤,组织学上类似于肠道来源的腺癌和腺瘤,个别类似小肠黏膜。肠型腺癌多以外生性的、不规则的粉红色或白色肿块突出于鼻腔或鼻窦黏膜。肿块表面常坏死、变脆,部分肿瘤外观还可呈黏液状 [14]。

病理学上因 Barnes 分型较为简化所以较为常用,多将肿瘤分成五型:乳头型、结肠型、实体型、黏液型和混合型。

1)乳头型占 18%,以乳头样结构为主,偶尔伴有管状腺结构。轻微的细胞异型性,核分裂象少见。

2)结肠型占整个病例的 40%,主要以小管样－腺样结构组成,乳头结构少见,核异型性更加明显,核分裂象增多。

3)实体型占整个病例的 20%,无明显腺样分化。特征性的改变为实性和梁状生长模式为主伴有散在的腺管结构。肿瘤细胞为小立方细胞,数量明显增加,圆形空泡状核,核具有明显异型性,核分裂象更多见、核仁明显。

4)黏液型与结肠腺癌相似,部分肠型腺癌中也有大量黏液,包括两种生长模式。一种模式中可以看到实性细胞团、单独的腺体、印戒细胞、短的乳头,其中有或无纤维血管组成的轴心,黏液主要在细胞内,黏液样基质也可以看到。另一种模式中可以看到大而分化结构好的腺体,其内被黏液或细胞外的黏液湖挤压向外扩张。黏液湖被一些纤维间隔所分隔,形成腺泡状结构。立方细胞或杯状细胞常单层排列在黏液湖周围。黏液溢出可引起炎症反应,包括多核巨细胞反应。

5)混合型(转化型)由前面描述的各种类型成分的两种或多种混合而成。

不考虑以上肿瘤组织学分型,肠型腺癌在组织学上和正常的肠黏膜有些相似,可能包括绒毛、Paneth 细胞、肠嗜铬细胞和肌性黏膜。在很少的病例中,肿瘤分化很好,柱状细胞表面富有绒毛,外观上和吸收细胞相似;部分病例中平滑肌束类似肠黏膜肌位于绒毛下。

肠型腺癌肿瘤细胞上皮标记呈弥漫阳性,包括全 CK 抗原、EMA 和 B72.3、BerEP4、BRST-l、Leu-M1 和 HMFG-2。CK20 阳性(73%)和不同程度的 CK7(43%～93%)阳性。CDX-2 是一种核转化因子,与肠上皮分化有关,弥漫表达于肠性腺癌中,在 ITACs 中也总是呈阳性表达。

肠型腺癌在电镜下呈现肠上皮的特征。柱状细胞上的规则的微绒毛,伴有微丝组成的中心,它们联合形成条带插入连接复合体的小带连接中。在微绒毛之间可以见到肠上皮特征性的糖蛋白小体。内分泌细胞中可以看到神经内分泌颗粒。Paneth 细胞有大的外分泌颗粒,杯状细胞内可见数量不一的顶浆分泌黏液小滴。

（2）非肠型腺癌：是鼻腔鼻窦的非小唾液腺来源和无肠型腺癌特征的腺癌。其大体外观变化较多，包括界限清楚或无明显界限、侵袭性生长、扁平或外生性乳头状生长、色泽呈棕灰色到白色、粉红色，质地脆或坚硬。其分为低度恶性和高度恶性两种类型。

1）低度恶性非肠型腺癌：镜下表现为腺样或乳头状增生，大量一致的小腺体或腺泡以背靠背或相互衔接的方式排列，无间质浸润。偶尔可以看到大而不规则的囊性区域。腺体由一些单层排列的无纤毛的、立方状和柱状细胞构成，细胞核被局限于腺体的基底部，如果是假复层排列则核的极性消失。腺体细胞胞质嗜酸性，轻到中度异型，偶尔可见核分裂象，无病理性核分裂象和坏死。变型包括乳头状、透明细胞性和嗜酸细胞性腺癌。在同一个肿瘤中可以有多种形态学模式。尽管组织学分化好，但是复杂的生长模式、肌上皮/基底细胞缺如、无包膜、浸润至黏膜下等支持恶性肿瘤的诊断。

2）高度恶性非肠型腺癌：具有侵袭性，镜下以实性增生为主，但是偶尔可见乳头样或腺样结构。肿瘤以中–高度细胞异型性为特征，核分裂活跃包括不典型核分裂和坏死。

4. 腺样囊性癌 腺样囊性癌（adenoid cystic carcinoma，ACC）是一种比较常见的唾液腺来源的恶性肿瘤，好发在小唾液腺，约占所有小唾液腺肿瘤的1/3，还可以发生在下颌下腺和腮腺。腺样囊性癌大体形态呈圆形或结节状，大小不等，但直径多在24mm，与周围组织界限不清。肿块多呈实质性，质地稍硬，无包膜。切面灰白或淡黄色，湿润，部分可见微小囊腔，少数以大囊为主。

显微镜下观察肿瘤细胞有两种，即导管内衬上皮细胞和肌上皮细胞。瘤细胞有多种排列方式，筛状结构是此瘤的典型图像。瘤细胞排列成圆形、卵圆形或不规则形的上皮团块，其中含有许多大小不等的圆形或卵圆形囊性腔隙，呈筛孔状，与藕的横断面相似。这些小的囊性腔隙多由肿瘤性肌上皮细胞围绕，内含黏液样物质。电镜下观察，腔内含有基板、星状颗粒性黏液样物和胶原纤维，其中胶原纤维可呈玻璃样，甚至占据整个囊腔，形成透明蛋白圆柱体。

腺样囊性癌除筛状结构外，还可见肿瘤细胞排列密集呈实性小条索、小团块和小导管样结构。小导管样结构由2~3层细胞围绕而成，有时腔内含红染黏液。实性型囊性癌较少见，往往是部分较大的实性团块，部分仍为筛状结构或小条索，大团块中央可发生细胞蜕变、坏死和囊变。

（二）软组织来源

来源于软组织的类型繁多，来源于神经、显微组织、横纹肌及血管等。临床常见软组织来源主要有平滑肌瘤、平滑肌肉瘤、横纹肌肉瘤、纤维肉瘤。

1. 平滑肌瘤 平滑肌瘤是来源于平滑肌的一种良性肿瘤。大体上一般呈广基或息肉样，表面光滑边界清楚。平滑肌瘤多位于黏膜下层，与表面完整的黏膜间境界清楚。镜下肿瘤细胞呈梭形，排列成整齐的束状、旋涡状或编织状。有细长的核，小空泡状至点状，两端钝圆（雪茄状），围以长梭形的纤维状的嗜酸性胞质。由于肿瘤分化好，极少或无异型性，尽管极少量细胞可有核异型。无坏死和浸润，核分裂象极少。可见黏液变性，透明样变，纤维化和脂肪细胞，但这些改变常常是局灶的，而且在大的肿瘤内更常见。血管的平滑肌瘤是鼻腔鼻窦良性平滑肌肿瘤中最常见的类型，包含有毛细血管，海绵状或静脉性血管腔，伴平滑肌细胞围绕着血管壁生长。

2．平滑肌肉瘤 平滑肌肉瘤是一种来源于平滑肌的恶性肿瘤。肿瘤多呈浸润性生长，偶呈息肉样。肿物切面质地由软到硬，灰白色、肉样，常见出血、坏死和囊性，表面常伴有溃疡。骨和软骨的侵犯较表皮和腺体浸润常见。镜下由一些呈直角交叉分布的梭形细胞束构成，可见栅栏状、编织状及血管外皮细胞瘤样排列。肿瘤细胞丰富，但凝固性坏死和出血往往造成组织疏松的外观。瘤细胞外形细长，细胞核从泡状核到染色质增多、叶样或锯齿样。细胞质嗜酸性，有核周空泡。可见多少不一的典型及不典型的核分裂象。

3．横纹肌肉瘤 横纹肌肉瘤是一种来源于骨骼肌的恶性肿瘤，分为胚胎型、梭形细胞型、葡萄状型和腺泡型。

（1）胚胎型：大体边界不清、肉样，颜色从苍白到棕灰色。胚胎型的瘤细胞多为染色质丰富的圆形或梭形细胞。较大的横纹肌母细胞，胞质嗜酸性，容易辨认，但是其内交叉条纹不明显。黏液样基质常见。

（2）梭形细胞型：大体上较硬、纤维性，颜色棕灰色至黄色，切面编织状。镜下以梭形细胞呈束状或席纹状排列为特征，容易被认为是良性病变。

（3）葡萄状型：总有一个葡萄样或者息肉样的外观。葡萄状肉瘤呈息肉样，黏膜下可见一个黏膜下细胞密集带，一个含有黏液样基质的细胞疏松带和一个深染的细胞区。

（4）腺泡型：大体上为肉样、坚硬、灰白到棕黄色。有一个典型的纤维间隔，将一些小圆细胞分割，纤维相互连接，之间组织松散。小圆细胞核染色质较浓，有分散的嗜酸性粒细胞质，常见多核巨细胞。

极少数情况下可以看到由单一的透明细胞组成的肿瘤。腺泡型和胚胎型的混合型模式也可以见到。desmin、MSA、myogobin、fastmyosin 阳性，MyoDl 和 myogenin 核阳性。16% 的病例 CD99 阳性。电镜下超微结构显示一定程度的骨骼肌分化，包括结构良好的 Z 带，不完全的肌节，内含有或细或粗的肌丝及核糖体 – 肌球蛋白复合体。

4．纤维肉瘤 纤维肉瘤是一种来源于成纤维细胞或肌成纤维细胞的恶性肿瘤。纤维肉瘤大体上表面光滑，一般呈结节样、真菌状或溃疡状。病变约 2~8cm 大小，肿物切面界限清楚，无包膜，肉样，均质，棕白色至黄粉色，硬度变化决定于胶原的含量，高度恶性肿瘤可见坏死和出血。肿瘤常呈侵袭性生长，偶尔表面出现溃疡；肿物无完整包膜，但有时有清楚的边界。表面上皮常内陷入肿瘤内类似于内翻性乳头状瘤。镜下梭形细胞常呈致密的束状带排列，其间常由一些类似于瘢痕疙瘩样的稀疏或致密的胶原分割。细胞束经常相互交叉呈锐角排列，偶尔呈回纹状外观，典型的席纹状结构少见，细胞核呈浓染针尖样外观。核分裂象数目变化很大。出血和坏死常见于低分化的类型中，伴有黏液样变性。可见灶状骨和软骨样分化。肿瘤细胞 Vimentin 阳性，有时 Actin 灶状阳性。

（三）淋巴造血组织性肿瘤

临床常见类型主要包括血管瘤、淋巴上皮癌、非霍奇金淋巴瘤、嗅神经母细胞瘤、神经纤维瘤、黑色素瘤等。

1．血管瘤 血管瘤是来源于血管的一种良性肿瘤。肿瘤大体上表现为黏膜下红色到蓝色的扁平或息肉样病变，质软，压之可缩小，常有表面黏膜溃疡。海绵状毛细血管瘤切面像海绵一样。

血管瘤常为局灶性，根据血管的大小常可分为毛细血管瘤和海绵状血管瘤。镜下境界清楚，血管呈分叶状，血管内皮细胞肿胀，其外有明显的周细胞。小叶之间隔以纤维黏液间质。小叶的细胞成分可以很密，常可见核分裂，但无非典型性。其表面上皮常形成围巾样结构包绕病变组织。如果肿瘤是溃疡性和炎症性的病变，则称之为"化脓性肉芽肿"。

海绵状血管瘤常见于骨内或累及鼻甲或鼻腔侧壁。肿瘤由多量的、扩张的、大薄壁血管组成，之间隔以极少量的纤维间质。

2．神经纤维瘤 神经纤维瘤是一种神经鞘发生的良性肿瘤，有复杂的细胞成分包括 Schwann 细胞、神经束膜细胞和神经内成纤维细胞。肿瘤质韧，多呈灰褐色，有光泽，纺锤形，有时为息肉样，位于黏膜下层，表面上皮完整。

镜下为黏膜下层细胞成分较少（paucicellular）的病变。它们由细长的梭形细胞组成，细胞波浪状，核深染，胞质稀少，背景为波浪状的胶原纤维、黏液基质和肥大细胞。病变中央常可见到残存的神经轴突。

3．非霍奇金淋巴瘤 鼻腔或鼻窦的原发性非霍奇金淋巴瘤（non-hodgkin lymphoma，NHL）是指发生于该部位的淋巴细胞的肿瘤。

恶性淋巴瘤是鼻腔和鼻窦继鳞状细胞癌之后第二位常见的恶性肿瘤，尽管在鼻腔可以发生很多不同类型的 NHL，最常见的类型还是鼻型结外 NK/T 细胞淋巴瘤，发生在鼻窦的淋巴瘤常为 B 细胞淋巴瘤，弥漫性大 B 细胞淋巴瘤（diffuse large B-cell lymphoma，DLBCL）则是最常见的。

（1）鼻型结外 NK/T 细胞淋巴瘤：鼻型结外 NK/T 细胞淋巴瘤大体上常呈肉芽状，表面灰白色坏死，黏膜肿胀，表面糜烂以致坏死。镜下的特征性改变是淋巴瘤细胞弥漫浸润使鼻腔或鼻窦黏膜肿胀，伴有黏膜腺体的分离和破坏，并使腺体细胞可能出现染色变浅的特殊改变。胞质内常见广泛的凝固性坏死、散在的凋亡小体和溃疡形成。不同的病例中淋巴细胞的大小不同，从小到中等到大。有些细胞核核形不规则，有些则可为圆形或卵圆形。胞质淡染，量中等。用 Giemsa 染色可见胞质中的嗜苯胺蓝颗粒。有些病例中可见丰富的炎症细胞浸润，包括小淋巴细胞浆细胞、组织细胞、嗜酸性粒细胞。偶见表层鳞状上皮出现假上皮瘤样增生，与分化好的鳞状细胞癌相似。

淋巴瘤常表达 NK 细胞的免疫表型：CD2$^+$，胞膜 CD3（Leu4）$^-$，胞质 CD3$^+$，CD56$^+$。CD43 和 CD45RO 常为阳性，但其他 T 细胞（包括 CD5）的标记和 NK 细胞（CDl6，CD57）的标记多为阴性。

（2）弥漫性大 B 细胞肿瘤：鼻腔鼻窦的弥漫性大 B 细胞肿瘤，镜下黏膜间质可见密集弥漫的大或中等大的淋巴细胞浸润。有或没有溃疡和坏死，少数病例有血管浸润。肿瘤细胞可类似中心母细胞或免疫母细胞或呈现非特异性的母细胞样外观。细胞核圆形，分叶状或不规则折叠，有多个位于核膜旁的小核仁或位于中央的单个明显的核仁。肿瘤细胞表达全 B 标记（如 CD20、CD79a）。髓外髓细胞肉瘤、浆细胞瘤、未分化癌和无色素性黑色素瘤可能类似于 DLBCL，但这些肿瘤实体用适当的免疫组化染色可以很容易鉴别。

大部分鼻型结外 NK/T 细胞淋巴瘤是活化的 NK 细胞肿瘤，有一些则是细胞毒性 T 细胞肿瘤。弥漫性大 B 细胞肿瘤是成熟的 B 细胞性肿瘤，处于生发中心或后生发中心分化阶段。

4．嗅神经母细胞瘤　嗅神经母细胞瘤是来源于鼻腔鼻窦嗅上皮的恶性神经外胚层肿瘤。最常见的原发部位为鼻腔顶筛板区。

大体形态常为血管丰富的息肉样肿物，有光泽，被覆黏膜，质软，小到小于 1cm 的小结节，大到肿块充满整个鼻腔并蔓延至鼻窦、眼眶和 / 或颅腔。

肿瘤镜下特征性表现：肿瘤位于黏膜下层，呈分叶状或巢状，境界清楚，间隔以丰富的血管纤维间质。绝大多数肿瘤无原位癌成分。肿瘤细胞形态一致，小圆形核，胞质稀少，核染色质粗细不等，散在分布（如盐和胡椒征），核仁不明显，常缺乏异型性核、核分裂和坏死。但是在恶性程度较高的肿瘤中可出现伴有明显核仁的异型核，增多的核分裂象和坏死。肿瘤细胞边界不清，周围围绕以神经原纤维基质，实际上是神经细胞突起的相互纠集。达 30% 的肿瘤中可见 Homer-Wright 菊形团（假菊形团），而可见 Flexner-Wintersteiner 菊形团（真神经菊形团）的肿瘤少于 5%。Homer-Wright 菊形团瘤细胞排列成环状围绕中央的神经原纤维基质，细胞膜不清；Flexner-Wintersteiner 菊形团瘤细胞排列成腺样结构，细胞膜清楚。不常见的改变包括间质钙化、神经节细胞、含黑色素的细胞和异向分化的细胞，后者可以有腺样（腺癌样）、鳞状细胞、畸胎瘤和横纹肌母细胞分化。

5．淋巴上皮癌　淋巴上皮癌大体上常以不规则岛状或片状侵犯黏膜，间质结缔组织无增生。肿瘤细胞镜下多为单一泡状核，且核仁突出。胞质轻度嗜酸性，无明显细胞边界，从而导致合胞体样的形态，肿瘤细胞也可为丰满的梭形并有一个条状的核。常可看到肿瘤的上皮内浸润。肿瘤总有数量不等的淋巴细胞和浆细胞浸润，通常炎症浸润没有鼻咽癌那样明显，部分病例炎细胞的浸润很少。肿瘤细胞表达全 CK 抗原和 EMA。大部分瘤细胞 EBV 编码的 RNA 呈强阳性表达[15]。

6．黑色素瘤　黑色素瘤是起源于黏膜黑色素细胞的恶性肿瘤。病变大体上常为肥大的息肉样肿物，多数有溃疡。切面为黑色和棕色到淡褐色不等，取决于肿瘤所产生的黑色素的数量。

镜下肿瘤细胞大小一般中到大，主要由上皮样细胞，梭形细胞，浆细胞样细胞，杆状细胞和／或多核瘤细胞组成。核浆比高，多形核明显，有嗜酸性核仁和核内包含体。核型不一。胞质常为深红色，含有不等量的黑色素。核分裂象，包括非典型核分裂随处可见。常可见炎症细胞浸润及吞噬了色素的组织细胞。肿瘤细胞坏死常见，特别是在肿瘤呈外皮瘤或假乳头样生长方式时。上皮内非典型黑色素细胞（原位黑色素瘤）有时可见于上皮全层。肿瘤常侵犯上皮下组织，并且常常侵犯至骨、软骨或骨骼肌。

（四）骨及软骨组织源性肿瘤

良性骨及软骨组织源性肿瘤主要包括骨瘤、软骨瘤、骨巨细胞瘤，骨母细胞瘤，常见恶性骨及软骨来源包括软骨肉瘤、骨肉瘤等。

1．骨瘤 骨瘤由具有显著层状结构的成熟骨组成的良性病变。骨瘤大体多为境界清楚的白色骨样肿块，偶尔为息肉样或外生性生长。

骨瘤的镜下特点多表现为致密的层状骨，肿瘤细胞之间血管纤维间质很少。在有些病例中，表现为外缘致密的硬化性板层骨包绕板层骨小梁或偶尔为编织骨和血管纤维脂肪组织。

2．骨软骨瘤 骨软骨瘤是有蒂或广基的外生性骨性突起，有一个软骨帽。骨性成分与下方的正常骨相连。骨软骨瘤结构较特殊，一般可分为三层。

（1）表层为一薄层纤维组织组成，即软骨膜，和相邻骨膜相连。

（2）中层为软骨帽盖由灰白略带蓝色的透明软骨组成，其厚度随患者的年龄而异，年龄越小软骨帽越厚，在成人软骨帽很薄或几乎消失，其厚度多在 1～5mm 之间，镜下与正常软骨骺板相似，表层软骨细胞及基质组织较不成熟，愈近底层愈成熟，交界处的成熟软骨细胞排列成柱状，并见钙化及骨化现象。

（3）基底部为肿瘤的主体，常占肿瘤的大部分，由海绵状松质骨组成，骨小梁间多为纤维组织，有较丰富的毛细血管网。基底部下方与正常骨相连。肉眼形态肿块 1～10cm，表面光滑，灰蓝色软骨样，切面软骨帽厚度不超过 1cm。组织形态病变最表面为薄层纤维组织，下为软骨帽，软骨细胞小核深染，排列规则，再向下软骨细胞肥大，钙化和海绵状骨小梁形成，骨小梁之间是红骨髓和脂肪性骨髓。

3．骨巨细胞瘤 骨巨细胞瘤是一种具有侵袭性的良性肿瘤，肿瘤大体上质软且脆，似肉芽组织，富含血管，易出血，有时有囊变，内含黏液或血液。邻近肿瘤的皮质变薄、膨胀，形成菲薄骨壳，生长活跃者可穿破骨壳长入软组织。

镜下肿瘤细胞主要包含梭形间质细胞和均匀分布的丰富的破骨巨细胞，间质细胞呈单核，圆形至卵圆形，似组织细胞。特征性改变为丰富的多核破骨巨细胞，核可多达 50～100 个，细胞均匀分布在间质细胞中。在有些区域，卵圆形到胖梭形间质细胞非常显著，而巨细胞可以缺乏。退行性改变包括纤维化，泡沫细胞聚集，含铁血黄素沉积甚至可以有坏死出现。局灶可见反应性编织骨。在单核的细胞中常可见有丝分裂，但无非典型性，如果出现非典型性则强烈提示有向恶性 GCT 发展的可能。肿瘤向血管内生长，在肿瘤的边缘尤为明显，但和预后无关。

4. 骨母细胞瘤　骨母细胞瘤是一种罕见的良性骨肿瘤，肿瘤大小常超过 2cm。病变大体多为红色，砂粒感，常有囊肿形成。肿瘤与正常骨之间的境界非常清楚，无浸润性生长。显微镜下见骨母细胞排列在骨小梁周边，偶尔小梁之间有丰富的血管纤维间质，并伴有破骨细胞样巨细胞。可以伴有丝分裂象，但无非典型性，偶可见变性的异型核。当肿瘤细胞以大、丰满的、核仁明显的骨母细胞为主时，常被认为是上皮样骨母细胞瘤或侵袭性骨母细胞瘤，但是肿瘤有侵袭性，并非必须有这些组织学特征。偶尔，局灶可见玻璃样软骨及继发性动脉瘤样骨囊肿样改变。肿瘤周围无浸润性生长。

5. 软骨肉瘤　软骨肉瘤是一种发生于软骨细胞或间叶组织的恶性骨肿瘤。软骨肉瘤大体上呈分叶状，有淡蓝色光泽，可有囊性变。软骨肉瘤镜下为分叶状，细胞圆形至卵圆形，位于蓝色软骨样基质的陷窝中，软骨样基质可有黏液样改变。大部分肿瘤为低度恶性。如果看到肿瘤细胞增多并浸润至骨小梁之间，这些是软骨肉瘤区别于软骨瘤的重要形态特征。

间叶性软骨肉瘤是一种具有灶状软骨分化特性的小圆细胞恶性肿瘤，常伴外皮细胞瘤样血管形态。间叶性软骨肉瘤在大体上有高度恶性肉瘤的鱼肉样外观，白垩色的灶状钙化可为诊断提供线索。间叶性软骨肉瘤由透明软骨和具有浓染核的小圆形至卵圆形细胞混合而成，常呈外皮细胞瘤样的血管模式，这些细胞 CD99 免疫反应常为阳性，这两种成分的数量变化可很大。软骨样小叶具有分化好的软骨肉瘤的外观。

6. 骨肉瘤　骨肉瘤是骨的原发性恶性肿瘤，瘤细胞产生骨和骨样基质。肿瘤大体形态多样，表现为从分叶状蓝色软骨到肉白色至致密的硬化性肿块。颌骨的骨肉瘤总体上比颌骨以外骨肉瘤的分化要好。镜下表现常为成软骨细胞分化，由位于陷窝内、形态有异型性的软骨细胞构成的小叶为其特征性改变。接近小叶的外围可见典型的核浓缩，并可见成片的梭形细胞，软骨样小叶中心可见主要为骨小梁的骨形成。尚有表现出成骨细胞或成纤维细胞特征的细胞。很少见到良性巨细胞。

（五）异位颅内组织来源肿瘤

异位颅内组织来源肿瘤临床常见种类有脑膜瘤和鼻胶质瘤。

1. 脑膜瘤　脑膜瘤是一种脑膜细胞的良性肿瘤。肿瘤大体上直径可达 8cm，平均约为 3cm。肿瘤可侵犯骨组织，黏膜很少有溃疡。切面呈灰白色、棕褐色或粉红色，砂粒感，质韧如橡皮。钙化及骨组织碎片常见。

鼻腔鼻窦脑膜瘤可表现多种不同的组织学形态，大部分常见的特征性的镜下改变为小叶状的细胞排列成旋涡状，细胞边界不清，核淡染，染色质细。核内假包涵体和砂粒体常见。

其他类型也可在鼻腔鼻窦部发生，如过渡型、化生型（肿瘤内有脂肪细胞）和砂粒体型。

2. 鼻胶质瘤 鼻胶质瘤是一种源于鼻腔周围神经的良性肿瘤。病变多表现为息肉样，光滑，质软，灰褐色，似脑组织样的不透明肿块，大小常为 1~3cm，病变无包膜。镜下由大小不一的神经胶质组织岛（星形胶质细胞均匀分布其内）和相互交错的血管纤维结缔组织带组成，胶质组织和间质或皮肤的胶原融合。细胞核无核分裂象。有时，星形细胞核可表现为增大或多核。长期存在或复发的病变易包含一定数量的纤维组织，神经元罕见或缺乏，有时可见脉络丛、室管膜排列的裂隙和色素性视网膜上皮，尤其是在腭和鼻咽的异位胶质组织中。胶质组织可用对 GFAP 和 S-100 蛋白免疫染色来证实。

四、恶性肿瘤的分期

鼻腔鼻窦肿瘤的分期多指鼻窦恶性肿瘤的分期，一般采用国际恶性肿瘤的分期标准，也就是 TNM 的分期，T 指原发肿瘤的大小及侵犯范围，N 指区域淋巴结转移情况，M 判断是否发生远处转移。通过 TNM 的组合，可以很好地对鼻窦恶性肿瘤进行临床分期，对制定合理的治疗方案有很大的帮助。

2017 年美国癌症联合委员会（American Joint Committee on Cancer，AJCC）鼻腔鼻窦原发肿瘤分期系统（第 8 版）适用于发生在鼻腔和鼻窦上皮的恶性肿瘤（不包括淋巴瘤 / 肉瘤 / 恶性黑色素瘤），如表 1-2-1、表 1-2-2 所示。

表 1-2-1　AJCC 鼻腔鼻窦原发肿瘤分期系统

分期		表现	
T（原发肿瘤）		上颌窦表现	鼻腔和筛窦表现
T_x		原发肿瘤不能估计	原发肿瘤不能估计
T_{is}		原位癌	原位癌
T_1		肿瘤局限于上颌窦黏膜，无骨的侵蚀或破坏	肿瘤局限于任何一个部位，有或无骨侵袭
T_2		肿瘤侵蚀或破坏骨，包括侵犯硬腭和 / 或中鼻道，不包括上颌窦后壁及翼突内侧板	肿瘤在单一区域侵犯两个部位或延伸到复杂的鼻筛部相邻区域，有或无骨侵袭
T_3		肿瘤侵犯下列任何之一：上颌窦后壁、皮下组织、眶底或眶内侧壁、翼窝、筛窦	肿瘤侵犯眶内侧壁或眶底、上颌窦、上颚、筛板
T_4	T_{4a}	中度进展期。肿瘤侵犯眶内容物、面颊皮肤、翼突内侧板、颞下窝、筛板、蝶窦或者额窦	中度进展期。肿瘤侵犯眶内容物、鼻或面颊皮肤、颅前窝、翼状板、蝶窦或者额窦
	T_{4b}	高度进展期。肿瘤侵犯下列任何之一：眶尖、硬脑膜、脑、颅中窝、脑神经、三叉神经上颌支、鼻咽、斜坡	高度进展期。肿瘤侵犯下列任何之一：眶尖、硬脑膜、脑、颅中窝、脑神经、三叉神经上颌支、鼻咽、斜坡

分期		表现
N（区域淋巴结）		
Nx		不能评估有无区域性淋巴结转移
N_0		无区域性淋巴结转移
N_1		同侧单个淋巴结转移，最大径<3cm，ENE（-）
N_2	N_{2a}	同侧或对侧单个淋巴结转移，最大径≤3cm，ENE（+）；同侧单个淋巴结转移，3cm<最大径≤6cm，ENE（-）
	N_{2b}	同侧多个淋巴结转移，最大径≤6cm，ENE（-）
	N_{2c}	双侧或对侧淋巴结转移，最大径≤6cm，ENE（-）
N_3	N_{3a}	转移淋巴结中最大径>6cm，ENE（-）
	N_{3b}	同侧单个淋巴结转移，最大径>3cm，ENE（+）；同侧多个淋巴结，对侧或者双侧淋巴结转移，ENE（+）
M（远处转移）		
M_0		无远处转移
M_1		有远处转移

表1-2-2　鼻腔鼻窦肿瘤的 TNM 分期

分期组	T 分期	N 分期	M 分期
0 期	T_{is}	N_0	M_0
Ⅰ期	T_1	N_0	M_0
Ⅱ期	T_2	N_0	M_0
Ⅲ期	T_3	N_0	M_0
Ⅲ期	$T_{1\sim3}$	N_1	M_0
ⅣA 期	T_{4a}	N_0，N_1	M_0
ⅣA 期	$T_{1\sim3}$，T_{4a}	N_2	M_0
ⅣB 期	任何 T	N_3	M_0
ⅣB 期	T_{4b}	任何 N	M_0
ⅣC 期	任何 T	任何 N	M_1

参考文献

[1] 游伟程，张联，潘凯枫，等. 肿瘤流行病学研究进展. //第四届中国肿瘤学术大会暨第五届海峡两岸肿瘤学术会议论文集. 2006：214

[2] EO T S, KIM E K, KIM J H, et al. Inverted papilloma of the epi-glottis: a rare case. Ear Nose Throat J,

2020, 101(2): 114-116

[3] 崔会峰，葛霞，王龙飞，等. 鼻腔上颌窦嗜酸性细胞乳头状瘤 1 例. 临床与实验病理学杂志，2012，28（12）：1413-1414

[4] AJIYA A, ABDULLAHI H, SHUAIBU I Y. Clinicopathologic profile of sinonasal neoplasia in Kano, Northwestern Nigeria: a 10-year sin-gle-institution experience. Ann Afr Med, 2020, 19(3): 191-197

[5] FISTE O, TSIOGKA A. ARVANITOU E, et al. Malignant transformation of Schneiderian papilloma presenting with progressive binocular diplopia and blepharoptosis. Cureus, 2020, 12(9): e10514

[6] 李彦娴，桑君，李震萍，等. 鼻腔鼻窦肿瘤性病变影像，临床及病理诊断研究概述. 临床研究，2021, 29（7）：3

[7] MARTA G W, PAWE S, GRAZYNA L, et al. Risk Factors of recurrence and malignant transformation of sinonasal inverted papilloma. Biomed Res Int, 2017, 2017: 9195163

[8] XIAO-TING W, PENG L, XIU-QING W, et al. Factors affecting recurrence of sinonasal inverted papilloma. Euro Arch Otorhinolaryngol, 2013, 270(4): 1349-1353

[9] HOLTE A, FANGK I, GLOMBITZA S, et al. Impact of human papillomaviruses (HPV) on recurrence rate and malignant progression of sinonasal papillomas. Cancer Medicine, 2021, 10(2): 634-641

[10] CHEN C C, YANG S F. Human papillomavirus-related carcinoma with adenoid cystic-like features of the sinonasal tract (also known as human papillomavirus-related multiphenotypic sinonasal carcinoma). Archives of Pathology & Laboratory Medicine, 2019, 143(11): 1420-1424

[11] 孙虓，白阳，程新宇，等. 研究鼻腔鼻窦肿瘤的临床特征及病理组织学特点. 中国医药指南，2016，14（27）：1

[12] 李佳，袁虎，李云，等. 463 例鼻腔鼻窦恶性肿瘤病理组织分型的疾病谱分析. 临床耳鼻咽喉头颈外科杂志，2019，33（12）：5

[13] 赵艺哗，刘红刚. 鼻腔鼻窦非角化性鳞状细胞癌的临床病理学特征. 中华病理学杂志，2016，45（09）：636-641

[14] 翟长文，袁存存，王纾宜. ETV6基因重排鼻腔鼻窦低度恶性非肠型腺癌的临床病理学分析. 中华病理学杂志，2021，50（01）：55-59

[15] 李锦荣，夏立军，李梦婷. 鼻腔鼻窦少见恶性肿瘤的组织病理学和综合性治疗研究进展. 中国耳鼻咽喉颅底外科杂志，2020，26（04）：456-461

第二章　鼻腔鼻窦肿瘤的分类

第一节　常见良性肿瘤

常见鼻腔鼻窦良性肿瘤如下。[1]

骨瘤

流行病学特点　青年男性多见，女性少见，常为偶然发现，实际发病率、区域、人种不详。文献报道在特定病例中发病率为 0.43%[2]。

病因　尚不明确：可能与遗传、创伤和炎症有关。

发病部位　主要发生于膜内成骨的骨（即额骨、面骨、颌骨）。发生于额筛交界区占 95%，其中额窦发病最多（60%～70%），筛窦次之（20%～30%），上颌窦较少（5%）。

症状和体征　通常生长缓慢，小的可无症状，大的可引起疼痛、头痛、鼻塞、鼻溢、鼻面部畸形。

辅助检查　影像学检查为主。鼻窦 CT 检查常可见圆形、界限清楚的骨密度肿块为其直接征象。肿瘤常贴附于骨表面，一般不伴皮质侵犯。

大体病理特点　发生于骨表面，典型界限清楚，广基贴附于宿主骨上。

组织病理学特点　主要由成熟板层骨／皮质型骨构成，组织学分为致密型和海绵状型。额筛骨区可有明显成骨细胞和破骨巨细胞活性。

治疗原则　小骨瘤无症状的不需治疗，定期观察。大骨瘤有压迫症状，或已向颅内扩展，出现颅内并发症要手术治疗[3]。

预后　预后普遍较好，但有复发可能。

软骨瘤

流行病学特点　最常见的良性骨肿瘤，占所有良性骨肿瘤的 30%，多数病例（85%）无症状。有症状的病变通常出现在年轻患者中。男性较多见，好发年龄在 10～30 岁，软骨瘤常在青春期后停止生长。其在西方人群中的发病率为 1/100 000～1/50 000[4]。

病因　尚不明确：可能与发育缺陷、外伤、慢性炎症等有关。

发病部位　发生于骨骼发育过程中由软骨内骨化成骨的骨。多好发于筛窦和上颌窦[5]。

症状和体征　最常见的是无症状并且是偶然发现的。常见症状为鼻塞、鼻出血，当肿瘤增大侵入鼻窦及眼眶时可出现面部畸形、眼球移位等。

辅助检查　影像学检查与组织病理学检查相结合。鼻窦 CT 检查常可见类圆形、分叶状或不规则状的中心透明的软组织肿块影，密度不均匀，如有钙化或骨化时，则呈斑点状阴影。肿瘤与下面的骨骼存在皮质和髓质连续性是确定诊断的特征。

大体病理特点　瘤体表面光滑，被覆正常黏膜、基底广、呈球形，触之易出血。

组织病理学特点　质地坚硬光滑、分叶状或结节状外观，多有包膜，边界清晰。在显微镜下，鼻软骨瘤细胞表现为以小软骨细胞、浅染空泡状细胞质、小深染细胞核和双核软骨细胞为特征。鼻软骨瘤也可以表现为周围皮质骨的侵蚀[6]。

治疗原则　对放射线有抵抗力。首选手术治疗[7]。

预后　切除后，文献报道的复发率为2%。极少数情况下（5%）可转移为恶性肿瘤。建议定期随访。

神经鞘膜瘤

流行病学特点　常见于50～60岁人群。诊断时的中位年龄为56岁。没有性别优势，但在白色种人中发病率较高。发病率为4.4～5.23例/100 000成人/年[8]。

病因　可自然发生，也可能为外伤或其他刺激的结果。

发病部位　鼻神经鞘膜瘤大约25%～45%发生在头颈部区域，发生于鼻腔鼻窦者罕见（<4%）[8]，可见于鼻中隔、上颌窦、筛窦，也可见于鼻根、鼻前庭等。

症状和体征　早期多无症状，后期与肿瘤大小和发病部位有关，鼻塞、鼻漏和鼻出血是最常见的症状。

辅助检查　影像学检查首选MR。T_1WI上显示中等强度及从中等到异质高强度的变化，T_2WI显示囊性间质病变[9]。

大体病理特点　多为单个、周边界限清楚点结节状肿块，表面光滑，色灰白，有完整包膜。

组织病理学特点　主要发源于胚胎期神经嵴来源的施万细胞或神经膜细胞。肿瘤由交替分布的束状型和网状型组成。肿瘤细胞表达S-100蛋白和SOX-10，不同程度地表达GFAP、CD57和PGP9.5等。

治疗原则　完整的手术切除术唯一选择。FESS为首选。

预后　手术可根治，预后较好。可复发，极少发生恶变。

神经纤维瘤

流行病学特点　其是最常见的良性周围神经鞘肿瘤。多发于有家族遗传病史的人群，无性别差异。发病率为0.000 29%～0.000 33%。

病因　常染色体显性遗传病[10]。主要是基因突变引起，存在神经纤维瘤家族遗传史。

发病部位　多发生在皮下，可单发也可多发。

症状和体征　生长缓慢，包膜不明显，可有肿块疼痛，触压或牵拉时有疼痛感。

辅助检查　影像学检查首选MR，T_1WI上显示等或略高信号，T_2WI显示明显高信号或在肿瘤中心区显示略低信号。

大体病理特点　质实，无包膜，切面灰白略透明。

组织病理学特点　相当于 WHO Ⅰ 级。肿瘤由大量施万细胞和成纤维细胞构成，排列紧密，成小束并分散在神经纤维之间，伴多量网状纤维和胶原纤维疏松的黏液样基质。

治疗原则　手术治疗为唯一选择。根据肿瘤部位，设计不同切口和入路。

预后　因无包膜，手术难以彻底切除，往往术后多遗有神经功能障碍，较易复发。易恶变成肉瘤，恶变率为 3%~12%[11]。

血管瘤

流行病学特点　发病率为 3‰~1%，婴幼儿及 30~50 岁成人为好发人群。

病因　尚不明确：可能与内皮细胞增殖有关。

发病部位　在头颈部常见，鼻腔血管瘤占头颈部血管瘤的 10%[12]。鼻中隔部位的病变最常见，其次是鼻甲和鼻窦。

症状和体征　鼻塞反复，鼻出血最常见。肿瘤增大后可出现突眼、眼球移位及鼻窦炎等。

辅助检查　CT 见鼻腔或鼻窦内软组织密度肿块影，边界清楚、密度均匀。MRI 示 T_1WI 低或中等信号，T_2WI 为明显高信号，增强后明显强化。

大体病理特点　从扁平肿块到息肉状结节，切面质软。

组织病理学特点　它是脉管组织的良性肿瘤之一。分为毛细血管瘤和海绵状血管瘤：毛细血管瘤通常有一个大的中央静脉，周围有小毛细血管，上面有"上皮衣领"状结构。海绵状血管瘤由血窦组成，并有少量纤维结缔组织间质。

治疗原则　手术治疗为主。目前采用鼻内镜下等离子射频手术治疗。

预后　预后较好，多数病例可治愈。极少发生恶变。

脑膜瘤

流行病学特点　成人比儿童更常见，美国的患病率为 97.5/100 000，就诊平均年龄为 66 岁，女性与男性的比例为 2.3:1。

病因　尚不明确。多数是散发的，有些与某些疾病和危险因素有关，如肥胖、酗酒、电离辐射、放疗、激素因素等会增加发病风险。

发病部位　见于上颌窦、筛窦、额窦、嗅沟等。

症状和体征　取决于肿瘤的位置和大小。可出现鼻塞、流涕、嗅觉减退、眼球突出及脑神经功能障碍等。

辅助检查　CT 示颅前窝底、鼻腔上部或筛窦较高密度肿块影，多数形态不规则，增强后明显强化，边界清楚。MRI 示 T_1WI 和 T_2WI 中等信号，有明显强化，可见脑膜尾征[13]。

大体病理特点　肿瘤多呈圆形，表面光滑，有包膜，质硬，色白或灰白色。

组织病理学特点　通常起源于脑膜上皮蛛网膜帽细胞。

治疗原则　手术治疗。局限于鼻腔鼻窦的肿瘤常采用鼻内镜下切除肿瘤。侵犯颅底或颅前底的肿瘤可采用颅面联合入路。

预后　五年生存率为 32% ~ 64%。10 年复发率可达 20%。

内翻性乳头状瘤

流行病学特点　其占所有鼻腔肿瘤的 4% 以上。可在任何年龄发病，但主要见于 50 ~ 60 岁人群，男女比例为 2 ~ 3 : 1[14]。

病因　尚不明确：可能与 HPV 感染有关。

发病部位　常为单侧发病，好发于鼻腔外侧壁。多自鼻腔侵袭入鼻窦。

症状和体征　可能无症状或有非特异性症状，如鼻衄、气道阻塞和疼痛。

辅助检查　CT 直接征象为鼻腔鼻窦内软组织密度肿块。MRI 多数表现为 T_1WI 和 T_2WI 低到中等信号，中度强化，增强 T_2WI 表现为条索样或脑回样改变。

大体病理特点　瘤体常较大，外形呈分叶状或乳头状，有蒂或广基。特点是呈大脑样外观。

组织病理学特点　典型表现为表面上皮向间质内呈指状内翻生长。由鳞状细胞、移行上皮细胞、呼吸性上皮细胞组成，有完整的基底膜[14]。

治疗原则　首选治疗方法是手术。单纯的内镜鼻内入路或内镜和外部联合入路现已成为很多临床医师的金标准[15]。

预后　复发率高达 20%。复发通常发生在术后第 1 年内。年轻人的复发风险可能更高。恶变率为 7%。

参考文献

[1]　LIU S R, CAI X R, QIU L. Interpretation of the new WHO classification of bone tumors (2020). Chin J Magn Reson Imaging, 2020,11(12): 1086-1091

[2]　BENZAGMOUT M, LAKHDAR F, CHAKOUR K, et al. Subdural empyema complicating a giant fronto-ethmoidal osteoma. Asian J Neurosurg, 2020,15(3): 737-740

[3]　HUMENIU-KARASIEWICZ M, STRYJEWSKA-MAKUCH G, JANIK M A, et al. Giant fronto-ethmoidal osteoma – Selection of an optimal surgical procedure. Braz J Otorhinolaryngol, 2018, 84: 232-239

[4]　ALABDULLRAHMAN L W, BYERLY D W. Osteochondroma. Treasure Island (FL): StatPearls, 2021

[5]　PEER M, TIBBO J, KAO K. Chondroma of the nasal septum. Cureus, 2021, 13(1): 12941

[6]　OZTURAN O, DEGIRMENCI N, YENIGUN A. Chondroma of the nasal tip. J Craniofac Surg, 2013: 24(2): e153-155

[7]　KAMATH S D, SHETTY K, SHETTY A, et al. A rare case of chondroma of cartilaginous nasal septum. NUJHS, 2014(4): 120-122

[8] SHEIKH M M, DE JESUS O. Schwannoma. Treasure Island (FL): StatPearls, 2021

[9] KIM Y S, KIM H J, KIM C H, et al. CT and MR imaging findings of sinonasal schwannoma: a review of 12 cases. AJNR Am J Neuroradiol, 2013, 34(3): 628-633

[10] TAKETOMI T, NAKAMURA K, TERATANI Y, et al. Solitary neurofibroma of the hard palate: a case report and literature review. Am J Case Rep, 2021, 22: e929674.

[11] 孙虹，张罗. 耳鼻咽喉头颈外科学. 9 版. 北京：人民卫生出版社，2018

[12] CHAMLI A, AGGARWAL P, JAMIL R T. Hemangioma. Treasure Island (FL): StatPearls, 2021

[13] 韩德民. 鼻内镜外科学. 2 版. 北京：人民卫生出版社，2012

[14] JEWETT F C，COULTER M J, NELSON B L. Sine Qua Non: sinonasal inverted papilloma. Head Neck Pathol, 2021, 15(3): 950-954

[15] MINNI A, GERA R, BULGHERONI C, et al. Endoscopic resection of sinonasal inverted papilloma: a multivariate retrospective analysis of factors affecting recurrence and persistence. Ear Nose Throat J, 2021, 9(100): 542-548

第二节　常见恶性肿瘤

鳞状细胞癌

流行病学特点　在鼻腔鼻窦恶性肿瘤所有病理类型中约占 40%～60%。鼻腔鳞状细胞癌男性多于女性，发病年龄多在 50 岁以上，多为单侧发病。

病因　明确，可能与暴露于木屑、皮革屑、粉尘和甲醛等化学制剂环境的特殊职业以及高危型人乳头状瘤病毒的感染和良性乳头状瘤罹患等因素相关。

发病部位　见于上颌窦，其次是鼻腔、筛窦、蝶窦与额窦。

症状和体征　症状无特异性，如鼻塞、流涕、鼻出血等。进展期由于肿瘤原发部位以及侵犯区域而有不同的症状，如单侧进行性鼻塞、流脓涕或脓血涕、嗅觉减退、视力下降、复视、眼球突出、面部肿胀、疼痛、颈部肿块、上颌骨等邻近骨质破坏引起的局部破坏体征。

辅助检查　表现为完全溶骨性骨质破坏；MRI 的诊断意义则在于显示肿瘤内部结构以及侵犯范围。

大体病理特点　检查肿物呈外生性或乳头状生长，质地脆、易出血，部分区域有坏死，边界有时清晰，有时为浸润性。

组织病理学特点　为角化型和非角化型。

·角化型有明显的鳞状细胞分化，包括细胞外角化、细胞内角化（粉红色胞质和角化不全细胞）和细胞间桥。肿瘤可以巢状、片块状、小簇细胞或单个细胞存在。肿瘤间质常呈促纤维结缔组织增生状，可有高、中、低三种分化类型。

·非角化型常表现为丛状或带状生长模式浸润灶常边界清晰。癌巢中无明显角化，与泌尿道的移行细胞癌相似病因素。

治疗原则　病例适用于手术治疗；中晚期病例需要应用综合治疗，术前放疗＋手术或手术＋术后放疗。

预后　鼻腔鳞癌比上颌窦鳞癌更易早期发现，预后好。伴有颈部淋巴结转移者预后差。非角化型者比角化型者预后好。鼻腔鳞癌患者的五年生存率约为 60%[1]。

腺癌

流行病学特点　分为肠型腺癌和非肠型腺癌。肠型腺癌约占鼻腔鼻窦上皮源性恶性肿瘤的 4%，较为罕见，全世界发病率低于 1 例 /10 万 / 年。发病平均年龄为 60～70 岁，男女比例 3～4：1[2]。低级别非肠型腺癌少见，发病年龄大于 50 岁，无性别倾向；高级别非肠型腺癌更加罕见，多发于男性，平均年龄为 60 岁。

病因　尚不明确，文献报道肠型腺癌可能与木工、鞋业和皮革行业及纺织制造业的职业暴露有关。长期接触铬和镍、鞣酸类物质或慢性炎症也被认为是肠型腺癌的病因之一。

发病部位　肠型腺癌多侵犯筛窦[5]。非肠型腺癌分为低度恶性和高度恶性两种亚型。低度恶性者常见于鼻腔和筛窦，高度恶性者多见于上颌窦。

症状和体征　临床症状多为鼻塞和鼻出血。

辅助检查　影像学无特征性改变

大体病理特点　大体表面光滑，质地中等，膨胀性生长。鼻腔局部可见肿物界限清楚或无明显界限，侵袭性、扁平或外生性乳头状生长，色泽呈棕灰色、白色或粉红色，质地脆或坚硬。

组织病理学特点

（1）肠型腺癌：根据 Barnes 分型法分为五型：乳头型、结肠型、实体型、黏液型和混合型[2]。

（2）非肠型腺癌：分为两种亚型。

·低度恶性非肠型腺癌表现为局限性或侵袭性，腺样或乳头状增生，大量一致的小腺体或腺泡以背靠背或相互衔接的方式排列，无间质浸润。腺体细胞胞质嗜酸性，轻到中度异型性，无病理性核分裂象和坏死。

·高度恶性非肠型腺癌是一种侵袭性的恶性肿瘤，以实性增生为主，肿瘤以中、高度细胞异型性为特征，核分裂活跃，包括不典型核分裂及坏死[1]。

治疗原则　目前主要治疗方法为手术切除和放射治疗，根据肿瘤范围和组织学类型，手术方式可为局部切除术及根治术（上颌骨切除、筛窦切除及其他切除）。若肿瘤范围较广或肿瘤级别较高时可辅助放射治疗。

预后　肠型腺癌是一种局部侵袭性肿瘤，不易发生颈部淋巴结和远处转移，五年生存率约为 40%，多数在 3 年内死亡。

非肠型腺癌低度恶性者预后较好；高度恶性者预后较差，3 年生存率只有 20%[1]。

鼻型结外 NK/T 细胞淋巴瘤

流行病学特点　常见于亚洲（如中国、日本、韩国）和中南美洲（如墨西哥、秘鲁、巴西等），东南亚地区发病率约为 0.25/10 万，好发于成年男性，男女比例 3.5∶1，平均发病年龄 45 岁。

病因　与 EB 病毒感染有关。

发病部位　好发于鼻腔。

症状和体征　常见临床症状包括鼻塞、鼻出血、外鼻和面颊部肿胀疼痛，还可有发热、流涕、嗅觉减退、溢泪、复视、视力下降、头痛、脑神经麻痹等。

辅助检查　CT 表现多发生于鼻腔前部，向前常浸润鼻前庭、鼻翼、鼻背及邻近面颊部皮肤，向后可沿邻近鼻甲生长，病变密度多不均匀，内可见不定形坏死组织，邻近骨质无异常或轻微破坏。早期影像学表现不典型，仅为鼻黏膜增厚和鼻腔前部少许软组织影，较难诊断。MR 表现 T_1WI 为低或等信号，T_2WI 为等或高信号，增强后低到中度强化。影像学无特征性改变。

大体病理特点　鼻内镜检查显示鼻黏膜不规则增厚、糜烂或溃疡，表面多为伴恶臭的干痂或脓痂。

组织病理学特点　病理形态学特点包括肿瘤细胞呈小到中等淋巴样细胞，胞质浅染，见嗜苯胺蓝颗粒，伴多型小淋巴细胞、浆细胞、嗜酸性粒细胞和组织细胞，呈现"多型网状"结构。肿瘤向血管生长，伴大量凝固性坏死。免疫表型示 CD3、CD56、Granzyme B、Perforin 和 TIA-1 阳性，EBER 阳性。

治疗原则　治疗方法包括放疗、化疗、靶向治疗和免疫治疗，应综合考虑患者年龄、临床分期、病理类型、分子遗传学特征和 IPI 评分来制订治疗方案。

无危险因素的 I 期 ENKTL 患者（年龄 <60 岁、ECOG PS 0～1 分、LDH 正常、无原发肿瘤局部广泛侵犯）可接受单纯放疗[3]。有危险因素的 I 期或 II 期患者，可采用序贯化放疗、同步化放疗或夹心化放疗。III 期或 IV 期 ENKTL 和任何期别的鼻外型病变患者可以采用左旋门冬酰胺酶或培门冬酶为基础的联合化疗方案 ± 放疗[4]，诱导化疗后获得 CR 或 PR 的患者，可行自体造血干细胞移植（ASCT）。

预后　五年生存率为 54%。

嗅神经母细胞瘤

流行病学特点　发病率约占鼻腔肿瘤的 3%～5%，美国人群中的发病率约为 0.04/10 万，好发年龄为 30～70 岁，无明显性别差异。

病因　病因不明。

发病部位　最常见于鼻腔顶筛板区。可起源于筛板、鼻中隔上 1/3、上鼻甲和前组筛窦的嗅神经上皮，少数可原发于蝶窦、鼻咽部。

症状和体征　最常见的症状是鼻塞，其次是复发性鼻出血，还可表现为头痛、面部疼痛、鼻窦炎以及嗅觉丧失，单侧多发。严重的可表现为鼻窦的局部扩张，引起溢泪、复视、眼球突出和视力下降等症状。若肿瘤向上突破筛板侵袭颅前窝底，可导致额叶压迫症状或癫痫发作。

辅助检查　在头颅增强 CT 上表现为鼻穹隆部均质性软组织密度，增强程度中等，均匀强化，可见散在、斑点状钙化。CT 可清楚显示肿瘤周围颅前窝底和眶内壁骨质不同程度的破坏。

MR 表现与脑组织信号相比，肿瘤在 T_1WI 呈低信号在 T_2WI 呈高信号，多数信号均匀，少数信号不均匀，内有囊变坏死，在 T_2WI 呈明显高信号。增强后肿瘤中度至明显强化。研究显示该肿瘤的表观扩散系数值高于常见鼻腔鼻窦恶性肿瘤，认为可能与肿瘤细胞排列不十分紧密，细胞周围空间更大有关。

大体病理特点　体检大多能在鼻腔顶部、中鼻道、或鼻窦见到淡红色、肉状或息肉样新生物，触之易出血。

组织病理学特点　嗅神经母细胞瘤具有原始神经母细胞瘤的特征性小叶结构。肿瘤细胞小而圆，呈蓝色，略大于成熟淋巴细胞，核质比高，细胞核小而均匀，核仁稀少。核多形性和核有丝分裂比率通常较低。然而，高级别肿瘤可能表现出明显的核多形性、有丝分裂活性和坏死增加，约 30% 的患者可见典型的 Homer Wright 假菊形团。

Hyams 标准 ENB 分为 4 级。

- Ⅰ级：小叶细胞结构，分裂指数为零，没有核多形性，纤丝基质明显，有 Homer-Wright 菊形团，没有坏死。
- Ⅱ级：小叶细胞结构，分裂指数低，核多形性少见，纤丝基质明显，有 Homer-Right 菊形团，没有坏死。
- Ⅲ级：部分小叶细胞结构，分裂指数中等，核多形性中等，纤丝基质稀少，有 Flexner-Wintersteiner 菊形团，有坏死。
- Ⅳ级：部分小叶细胞结构，分裂指数高，核多形性明显，无纤丝基质，无菊形团，坏死区大。

治疗原则　根据 2020 年美国国家综合癌症网络（NCCN）指南推荐，对于无远处转移、分期为 T_1 和 T_2 期的嗅神经母细胞瘤，建议采用手术治疗；对于分期为 T_3 和 T_4 期的嗅神经母细胞瘤，建议采用以手术为主的综合治疗[5]：手术切除后放射治疗，新辅助化疗和放疗，先行新辅助化疗缩小病灶，再行鼻内镜手术完整切除病变等。

预后　Hyams 分级（依据病理学分级）及改良 Kadish 分期可用于预测患者的预后并

指导治疗策略。嗅神经母细胞瘤虽然有较高的复发率，但总体生存期较长，不同肿瘤中心患者五年生存率范围为 60% ~ 95%[6]。

腺样囊性癌

流行病学特点 女性发病率高于男性，中老年发病率略高。鼻腔鼻窦腺样囊性癌仅占头颈腺样囊性癌的 10% ~ 22%。有文献进行回顾性人群分析报道美国年发病率约为 0.036/10 万[7]。最常发生在白色人种身上，其次是黑色人种、亚洲或太平洋岛民和美国印第安人/阿拉斯加原住民。

病因 病因不明

发病部位 多发生在上颌窦，其次是鼻腔。

症状和体征 进展速度缓慢，早期无症状或仅有类似鼻窦炎样症状，通常患者就诊时已至进展期并伴有周围神经侵犯，出现面部感觉减退或三叉神经痛的症状。最常见的临床表现是上颌部胀痛，单侧鼻塞及鼻出血。

辅助检查 CT 检查显示骨质破坏为缓慢膨胀性破坏改变，肿瘤周围骨质受压变薄，后期可伴有骨质破坏。MRI 检查可见瘤体内部信号不均匀，增强可见明显强化，受累及的神经增粗和强化，神经管孔扩大以及软组织浸润。

大体病理特点 肿瘤一般不大，大多直径<3cm，呈浸润性生长，表现为局部肿物，具有极强的侵袭性，易沿血管、神经向周围浸润性生长，嗜神经侵袭是其独特的转移方式。

组织病理学特点 在最具特征筛状结构下肿瘤细胞呈双层结构，外层为基底样细胞，筛状结构由大小不同的散在或融合的细胞团组成。临床将腺样囊性癌患者的病理报告分为高分化、中分化、低分化。

治疗原则 手术联合放疗为公认的标准治疗。手术多是局部扩大切除，因其嗜神经生长，与肿瘤粘连的神经也需要切除干净，但是手术经常会导致面部毁坏，部分难以扩大切除的病例可以考虑局部放疗和化疗[8]。同时，还可以选择化疗、靶向治疗的方法。靶向治疗方面，阿帕替尼有效。

预后 恶性程度较高，易发生远处转移，最常见转移部位为肺和肝。有研究显示，五年生存率、十年生存率分别为 62% ~ 77% 和 44% ~ 68%，五年无瘤生存率、十年无瘤生存率为 44% ~ 58% 和 23% ~ 56%[9]。腺样囊性癌预后很差。

横纹肌肉瘤

流行病学特点 儿童期最常见的软组织肉瘤，在美国其每年发生率为 (4 ~ 5)/10 万名儿童[10]，约占儿童恶性肿瘤的 6.5%。40% 的横纹肌肉瘤发生在头颈部，20% 发生在鼻腔、鼻窦和鼻咽，胚胎型者多见于儿童，腺泡型者多见于成人[1]。发病率随年龄变化很大，无性别差异，最常见于学龄前及学龄期儿童，而<1 岁患儿较少见，仅占 6%。

病因 病因不明。

发病部位 好发于鼻腔、鼻窦和鼻咽。

症状和体征 临床表现鼻扭曲、异物感、鼻出血等，侵犯邻近组织时有面部畸形、突眼等。

辅助检查 CT 表现为等、稍低密度肿块；MRI 表现为，在 DWI 序列中，病灶多呈弥散受限表现，可能与肿瘤细胞胞浆含量少，肿瘤细胞生长密集有关。腺泡型横纹肌肉瘤在对比剂增强扫描中呈不均匀明显强化，可出现较特征的线环状、簇状或菊花瓣样强化，并可见肿块内小囊性未强化区域，系组织囊变坏死区域。

大体病理特点 在病理上，Horn 和 Enterline 将 RMS 分为四种组织学亚型：多形性型、腺泡型、胚胎型和葡萄样型。

组织病理学特点 胚胎型的瘤细胞多为染色质丰富的圆形或梭形细胞较大的横纹肌母细胞，胞质嗜酸性，容易辨认。梭形细胞型以梭形细胞呈束状或席纹状排列为特征。腺泡状横纹肌肉瘤有一个典型的纤维间隔，将一些小圆细胞分割，小圆细胞染色质较浓，有分散的嗜酸性粒细胞质，常见多核巨细胞。核分裂象易见[1]。

治疗原则 主要治疗为化疗、手术及放疗，对于侵犯较为弥散的病变需进行充分的术前化疗再行完整的手术切除，术后结合合理的化疗及放疗有望提高高危头颈部 RMS 的预后。儿童 RMS 对化疗、放疗均敏感，但由于外放疗远期不良反应，如骨骼畸形、黏膜损伤及原发病灶位于头面部为主因手术及放疗导致毁坏面容、患儿对放疗的耐受性等，建议对 3 岁以上患儿进行外放疗[11]。

预后 预后因素与原发部位有关，成人预后较差，五年生存率小于 10%，胚胎型比腺泡型的预后较好[1]。

黑色素瘤

流行病学特点 其占鼻腔鼻窦恶性肿瘤的 3.5%～7.0%，占头颈部黏膜黑色素瘤的 70%～80%。好发于老年人，中位发病年龄 55～70 岁，男女发病比例接近 1：1。

病因 病因不明。

发病部位 多发于鼻腔，以鼻中隔最多，占 25%～50%，其次为中鼻甲、下鼻甲，常向上颌窦扩展或突出鼻外。

症状和体征 临床以鼻塞、血性腐臭分泌物为首发症状。

辅助检查 含有黑色素是其有别于其他肿瘤的主要特点。黑色素为顺磁性物质，可以缩短 T_1 和 T_2 弛豫时间，表现为 T_1WI 高信号、T_2WI 低信号，因此如果信号呈 I 型，绝大多数病例是典型黑色素瘤，Kim 等对 31 例鼻腔鼻窦黑色素瘤进行回顾研究发现，"分隔征"（平扫 T_1WI 表现为高低信号相间的征象）高度提示 SMM，此征象诊断 SMM 的灵敏度、特异度及准确度分别为 74%、97% 和 92%，形成此征象的病理基础可能为肿瘤内黑色素分布不均匀，有交替的黑色素和纤维带。

大体病理特点 黑色素含量多少不一，间质血管非常丰富，可出血坏死。

组织病理学特点 肿瘤由上皮样细胞、梭形细胞、浆细胞样细胞、杆状细胞和/或多核瘤细胞组成。瘤细胞大小一般中到大，核浆比高，有嗜酸性核仁和核内包涵体。胞质常为深红色，含有不等量的黑色素。肿瘤细胞坏死常见，特别是在肿瘤呈外皮瘤或假乳头样生长方式时。其他生长方式包括实性、泡状或肉瘤样[1]。

治疗原则 以手术治疗为主，放疗为必要的辅助手段，手术联合术后放疗，提高头颈部黏膜黑色素瘤局部无复发生存率，术前放疗具有较高的切缘阴性率，部分病例可获得PCR。单纯放疗通常用于不能手术或拒绝手术者，但疗效差。

预后 侵袭性较高，早期即出现淋巴结转移及远处转移，预后差，五年生存率仅20%～35%。

未分化癌

流行病学特点 占所有原发性鼻腔鼻窦恶性上皮性肿瘤的3%～6%，年龄范围比较宽，男女比例为2.3∶1.0[12]。

病因 尚不明确，可能与有粉尘暴露、有机溶剂或烟草接触相关，个别患者可能由HPV阳性的内翻性乳头状瘤发展而来。激素水平或职业暴露因素也是可能的病因。部分肿瘤可见SMARCB1基因缺失。

发病部位 鼻腔、上颌窦和筛窦是最常受累部位。

症状和体征 多有鼻塞、鼻出血、突眼等表现。有42.9%的患者就诊时已有眼眶侵犯。

辅助检查 影像学检查与小细胞癌类似。主要影像学表现为鼻腔鼻窦实性肿物，增强扫描呈不均匀强化，肿物内可有液化坏死，可破坏邻近骨组织，并可侵犯邻近结构。

大体病理特点 大体检查肿物直径常＞4cm，真菌样生长，边界不清，常破坏骨质和周围组织。

组织病理学特点 镜下肿瘤细胞常呈多形性，核中等或较大，核分裂象多见，坏死和凋亡常见。

治疗原则 多种治疗方式相结合是治疗未分化癌的最佳方式。

预后 恶性度高，预后差，总体生存率为25%（21%～29%），平均生存期少于18个月，五年生存率低于20%[1]。

小细胞癌神经内分泌型

流行病学特点 鼻腔鼻窦小细胞癌罕见。目前有英文文献报道，男性发病多于女性，发生于成人，多见于16～89岁（平均56岁），SNEC主要发生于肺部，占肺原发肿瘤的20%左右。肺外SNEC仅占所有SNEC的4%左右，而发生于鼻腔鼻窦的SNEC鲜有报道[13]。

病因 病因不明。

发病部位 原发部位是上鼻腔和后鼻腔，并常扩展到上颌窦和筛窦。

症状和体征 最常见的症状是流鼻涕、鼻塞、鼻出血，后期突眼、面部变形等。

辅助检查 影像学无明显的特征性改变，CT 平扫表现为肿瘤多以等密度为主，肿瘤通常有膨胀性及浸润性骨质破坏，MRI 增强扫描后呈中度强化，与其他呈明显强化的恶性肿瘤有一定的差异。如果肿块较大，密度或信号不均匀分布，则会出现丝环状或葡萄状囊变、出血、钙化信号，可为其特有的征象。

大体病理特点 肿块肉眼所见呈息肉状，色灰白，质脆，易出血。

组织病理学特点 肿瘤细胞小到中等大小，类似于肺内和肺外的小细胞癌。坏死、大量凋亡细胞、较多核分裂象和神经纤维化间质的缺失是该肿瘤的特征。光镜下苏木精 - 伊红 (HE) 染色示肿瘤细胞呈条索状、巢状及小梁状改变，伴有广泛的出血和坏死，细胞形态小，胞质少，核大，圆形或椭圆形，强嗜碱性，核仁缺乏或不明显，染色质深染程度及分布呈多形性改变，核分裂象较多见。

治疗原则 主要治疗为手术切除、放化疗，病变范围较局限者可先行手术治疗，术后行放化疗；对于侵犯范围较大的，如完整切除肿瘤，便有可能损伤神经、血管、颅脑或眼球等，建议先行放化疗，如有手术机会再行手术治疗；对于较早出现淋巴结转移或远处转移者，建议放化疗等姑息治疗[13]。

预后 恶性程度极高，生长速度快，易局部复发和远处转移。总体生存率为 22%（14%～30%），局部复发率为 45%，远处转移率为 35%，常见的转移部位包括颈部淋巴结、肺、肝、骨髓和脊髓。

淋巴上皮癌

流行病学特点 鼻腔鼻窦的淋巴上皮癌罕见，有明显的种族和地域分布倾向，中国、东南亚国家等发病率高，即与鼻咽癌的高发区基本一致[14]。

病因 组织学上类似于鼻咽癌，已证实本病的发生与 EB 病毒感染密切相关。

发病部位 多数起源于鼻腔筛窦区，单侧为主，也可双侧发病。

症状和体征 易发生局部侵犯，邻近上颌窦、蝶窦、眼眶均不同程度受累，临床表现主要为鼻部及眶周症状，包括鼻塞、涕中带血、脓涕、嗅觉减低、眶周或面颊部肿胀、眼溢泪。

辅助检查 骨质破坏同时伴增生硬化，肿瘤密度或信号较均匀，少见坏死及钙化。

大体病理特点 肿瘤常以不规则岛状或片状侵犯黏膜，间质无结缔组织增生样。

组织病理学特点 镜下形态细胞多为单一泡状核，核仁突出在过度增生的上皮内常可见到肿瘤的上皮内浸润坏死和角化不常见。肿瘤内总有数量不等的淋巴细胞及浆细胞浸润样[1]。

治疗原则 治疗首选放射治疗，有颈部淋巴结转移，肿瘤仍然对局部放射治疗敏感[1]。

预后 远处转移 (最常见部位为骨) 往往提示预后不良。

软骨肉瘤（包括间叶性软骨肉瘤）

流行病学特点　鼻腔鼻窦软骨肉瘤男性较女性更常见，主要发生在40~70岁之间，大约2%，多数患者的发病年龄小于20岁。间叶性软骨肉瘤好发于成人，年龄11~83岁（平均34.8岁，中位26.5岁），男女比1:2[15]。

病因　各种外界因素包括放射线、既往手术史和外伤都可能与软骨肉瘤的发病有关，一些良性骨肿瘤也可能是危险因素，如软骨黏液样纤维瘤、纤维瘤发育不良、多发性遗传性外生骨疣等。

发病部位　软骨肉瘤发生于颅底、上颌骨牙槽突、上颌窦或鼻中隔，间叶性软骨肉瘤在下颌骨和上颌骨的发生率几乎相等[1]。

症状和体征　临床表现主要取决于发病部位和肿瘤的侵犯部位，可表现为鼻塞、头痛、鼻出血、面部疼痛、视力受损和脑神经受累等。

辅助检查　不同类型的软骨肉瘤在影像学表现不同，但典型者主要表现为骨质破坏、瘤软骨钙化及软组织肿块等。CT显示钙化优于MRI，软组织内散在点、环、结节、斑片或不定形钙化。软组织肿块在MRI表现呈分叶状，病灶边界清晰，信号不均，MRI增强扫描表现，小叶间隔呈环状、弧状或不规则强化，环状强化完整或不完整，弧状强化长短不等，强化间隔粗细不等，分布不均。

大体病理特点　软骨肉瘤常为分叶状，细胞圆形至卵圆形，位于蓝色软骨样基质的陷窝中。

组织病理学特点　软骨肉瘤肿瘤细胞增多并浸润至骨小梁之间是软骨肉瘤区别于软骨瘤的重要形态特征。间叶性软骨肉瘤由透明软骨和具有浓染核的小圆形至卵圆形细胞混合而成，常呈外皮细胞瘤样的血管模式，这些细胞CD99免疫反应常阳性[1]。

治疗原则　主要治疗是手术切除，其中开放性手术的方式根据肿瘤侵犯范围而定，包括上颌骨切除术、鼻侧切开术、面中部揭翻术和颅面切除术。近年多有文献报道应用鼻内镜治疗鼻中隔、蝶窦、岩尖、眼眶和斜坡的鼻部软骨肉瘤疗效良好。

该病是否需要放疗一直存在争议，文献报道认为其病理类型如间叶性软骨肉瘤具有高度侵袭性时，放疗可作为一种辅助手段；肿瘤侵犯颅底和重要的神经血管结构也是联合治疗的重要因素；此外，手术切缘病理呈阳性会增加肿瘤局部复发率和死亡率，也是术后放疗的决定因素。

预后　鼻腔鼻窦软骨肉瘤生长缓慢，主要为局部浸润，很少出现转移。如果病变完整切除，预后极好。大约20%的患者死于肿瘤，大多数因为肿瘤无法控制的局部复发并侵犯相邻的关键结构而导致死亡。文献报道患者生存率在44%~87%。针对该疾病缺乏大数据的研究分析。

参考文献

[1] 高明. 头颈肿瘤学. 3 版. 北京：科学技术文献出版社，2014

[2] 吴小艳，任勇，任俊奇，等. 原发性鼻腔鼻窦肠型腺癌二例. 中华病理学杂志，2020，49（11）：1195-1197

[3] 中国抗癌协会淋巴瘤专业委员会，中国医师协会肿瘤医师分会，中国医疗保健国际交流促进会肿瘤内科分会. 中国淋巴瘤治疗指南（2021 年版）. 中华肿瘤杂志，2021，43(7)：707-735

[4] WANG J H, WANG H, WANG Y J, et al. Analysis of the efficacy and safety of a combined gemcitabine, oxaliplatin and pegaspargase regimen for NK/T-cell lymphoma. Oncotarget, 2016, 7(23): 35412-35422

[5] PFISTER D G, SPENCER S, ADELSTEIND, et al. Head and Neck Cancers, Version 2. 2020, NCCN Clinical Practice Guidelines in Oncology. J Natl Compr Canc Netw, 2020, 18(7): 873-898

[6] JOSHI R R, HUSAIN Q, ROMAN B R, et al. Comparing Kadish, TNM, and the modified Dulguerov staging systems for esthesioneuroblastoma. J Surg Oncol, 2019, 119(1): 130-142

[7] UNSAL A A, CHUNG S Y, ZHOU A H, et al. Sinonasal adenoid cystic carcinoma: a population-based analysis of 694 cases. Int Forum Allergy Rhinol, 2017, 7(3): 312-320

[8] WU Y X, XUE Y F, ZHANG Y Z, et al. Objective to evaluate the efficacy of surgical treatment for adenoid cystic carcinoma invading cavernous sinus and orbit (a report of 4 cases). Chin J Neurosurg, 2020, 36(9): 947-950

[9] MAYS A C, HANNA E Y, FERRAROTTOR, et al. Prognostic factors and survival in adenoid cystic carcinoma of the sinonasal cavity. Head Neck, 2018, 40(12): 2596-2605

[10] AMER K M, THOMSON JE, CONGIUSTA D, et al. Epidemiology, incidence, and survival of rhabdomyosarcoma subtypes: SEER and ICES database analysis. J Orthop Res, 2019, 37(10): 2226-2230

[11] 张谊，张伟令，黄东生，等. 高危头颈部横纹肌肉瘤临床特征及预后分析. 中华实用儿科临床杂志，2020，35（03）：193-196

[12] PARSELSM, JAWADBA, MCCOULED. SMARCB1-Deficient sinonasal carcinoma: systematic review and case report. World Neurosurg, 2020, 136: 305-310

[13] 赵丽娟，姜彦，李娜，等. 鼻腔鼻窦小细胞神经内分泌癌二例. 中华耳鼻咽喉头颈外科杂志，2017，52（7）：541-543

[14] WANG P, YANG J, YU Q. Lymphoepithelial carcinoma of salivary glands: CT and MR imaging findings. Dentomaxillofac Radiol, 2017, 46(8): 20170053

[15] KNOTT P D, GANNON F H, THOMPSONLD. Mesenchymal chondrosarcoma of the sinonasal tract: a clinicopathological study of 13 cases with a review of the literature. Laryngoscope, 2003, 113(5): 783-790

第三章 鼻腔鼻窦肿瘤的常见临床表现与检查

第一节 常见临床表现与鼻内镜检查

一、鼻腔鼻窦肿瘤常见临床症状

（一）鼻塞

鼻腔鼻窦肿瘤引起的鼻塞多为单侧进行性鼻塞，晚期可出现持续性鼻塞，当肿瘤增大将鼻中隔压向对侧或侵犯双侧鼻腔时可出现双侧鼻塞。鼻内镜检查发现原发于鼻腔底部的肿瘤可较早出现鼻塞症状，而原发于鼻腔顶部的肿瘤出现鼻塞症状较晚。

（二）鼻出血

鼻腔鼻窦肿瘤可表现为反复发作的鼻出血，每次出血量不等，也可表现为脓血涕，并伴有臭味。鼻腔血管瘤、鼻咽纤维血管瘤及鼻腔鼻窦恶性肿瘤侵犯大血管或局部感染时，可能引起大出血。鼻内镜检查可表现为肿瘤表面覆盖凝血块或血痂，亦可表现为带血丝的脓性分泌物，应注意检查出血点及肿瘤原发部位，有时鼻窦肿瘤局限于鼻窦内，可能不易发现肿瘤的出血症状，待出现鼻出血时可能已经发展到晚期。

（三）嗅觉障碍

肿瘤阻塞鼻腔可引起阻塞性嗅觉减退或缺失，鼻内镜检查可见肿瘤充满鼻腔。嗅神经母细胞瘤大多原发于鼻腔顶部，早期即可引起嗅觉障碍，随肿瘤增大可出现反复鼻出血、鼻塞等症状，鼻内镜检查可见鼻腔顶部、中鼻道等处淡红色、肉状或息肉样新生物，触之易出血。

（四）疼痛或麻木感

鼻腔鼻窦肿瘤向周围侵犯引起周围组织或器官的疼痛或麻木感。

1. 上颌窦肿瘤向前壁侵犯时可导致面颊部疼痛或麻木感，向下侵犯牙槽骨可导致上颌磨牙疼痛、麻木、松动，侵犯颅底可出现剧烈头痛。

2. 肿瘤向外侧壁侵犯翼腭窝时，可出现蝶腭神经痛。

（1）疼痛部位：一侧下面部剧烈疼痛，波及鼻、眼及上颌部，可扩散至同侧的眼眶、耳部及乳突。

（2）疼痛发作特点：突然发作，持续时间长。

（3）伴随症状：鼻塞、流涕、流泪等副交感症状。

3．肿瘤侵犯颅底而导致头痛，侵犯纸样板进入眼眶可出现眶周疼痛或麻木感。

4．额窦肿瘤可引起额部胀痛或皮肤麻木感，侵犯颅前窝可导致剧烈头痛，可伴有颈项强直等脑膜刺激症状。

5．蝶窦肿瘤导致的疼痛常表现为眼眶深部、枕部或颅顶的顽固性头痛，可向颈后部放射。

鼻内镜下应注意各鼻窦口的检查，同时结合影像学检查以确定病变部位。

（五）眼部症状

鼻腔鼻窦肿瘤可向外压迫或侵犯眼眶，因侵犯部位不同，可出现相应症状：

1．肿瘤尤其是上颌窦肿瘤易累及眶底部，引起眼球向上移位，可伴有下眼睑肿胀或饱满。侵犯或压迫鼻泪管可出现持续流泪等症状，鼻内镜检查结合影像学检查可发现肿瘤压迫鼻泪管或阻塞鼻泪管开口。

2．筛窦肿瘤破坏纸样板侵及眼眶时，可导致眼球向外、前、下或上方的移位，并有眼球活动受限导致的复视。额窦肿瘤向外下侵犯可出现前额或眶上内缘隆起，眼球可向下、外、前移位，伴随向内或向上活动受限出现复视等症状。

3．肿瘤侵入球后、眶尖等部位，则可出现眼球突出、上睑下垂、动眼神经麻痹，甚至出现视力减退或失明。

（六）颈部淋巴结肿大

颈部淋巴结肿大多于恶性肿瘤晚期出现，可侵犯下颌下淋巴结或颈深上淋巴结。鼻窦恶性肿瘤诊断时发现的淋巴结转移相对罕见，总发生率为12%，上颌窦肿瘤的淋巴结转移发生率为8.3%，在筛窦肿瘤中则更低，为1.6%[1]。临床发现增大的颈部淋巴结，可结合淋巴结超声检查，必要时可行细针穿刺取组织活检。另外，切开活检有造成肿瘤扩散的风险，应谨慎选择。

（七）其他

1．**皮肤外观表现**　肿瘤侵犯皮肤及皮下软组织时，可导致局部隆起，甚至出现瘘管或局部破溃，肿瘤可经破溃处向外突出。

2．**硬腭隆起或破坏**　肿瘤向下扩展可致牙槽增厚，牙齿松动或脱落，继续侵犯可导致硬腭隆起，甚至局部溃烂，肿瘤组织侵入口腔。

3．**张口困难**　肿瘤侵犯翼腭窝、颞下窝、颞窝，累及翼内肌、翼外肌、咬肌、颞肌，使颞下颌关节运动受限而导致张口困难。

4．**咽鼓管功能障碍**　因肿瘤向后生长，压迫或侵犯咽鼓管，可导致咽鼓管功能障碍，甚至出现鼓室积液，亦可导致耳鸣、听力下降。

5. 恶病质 多在恶性肿瘤晚期出现，主要表现为消瘦、贫血等症状，可同时伴发颈部淋巴结转移或远处转移。

二、鼻腔鼻窦肿瘤的鼻内镜下表现

鼻内镜检查应注意观察肿瘤的原发部位、外形、大小、鼻窦的开口情况。鼻腔肿瘤大多原发于鼻腔外侧壁，鼻窦肿瘤早期局限于鼻窦内，可结合鼻窦影像学检查，对可疑有鼻窦恶性肿瘤者，可于术前进行探查，并取活组织检查，也可在术中取活组织进行检查。肿瘤增大可出现鼻腔外侧壁内移、鼻腔顶部塌陷，亦可在中鼻道、筛泡、嗅裂等部位发现新生物、血性分泌物、溃疡、坏死组织。

不同组织病理类型鼻腔鼻窦肿瘤的鼻内镜下表现见表 3-1-1 和表 3-1-2。

表 3-1-1　不同组织病理类型的鼻腔鼻窦良性肿瘤的原发部位及鼻内镜下表现

肿瘤名称	原发部位	鼻内镜下表现
内翻性乳头状瘤	多起源于上颌窦、鼻腔，其次是筛窦	肿瘤呈红灰色、分叶状，比炎性息肉更韧，具有典型的"覆盆子"特征[2]（脑回样外观）
骨瘤	多见于额窦及筛窦	鼻内镜下通常难以发现，需结合影像学检查，体积较大者有可能会出现中鼻道内移或筛泡隆起
软骨瘤	多见于鼻中隔及筛窦	瘤体表面光滑，被覆正常黏膜、广基底、触之易出血
血管瘤	毛细血管瘤好发于鼻中隔，海绵状血管瘤多发于下鼻甲和上颌窦	呈暗红色，带蒂或广基底，表面光滑或呈桑葚状，触之易出血。发生于鼻窦者有时可见中鼻道膨隆或有息肉样物，可伴有血性分泌物
神经鞘膜瘤	多见于筛窦，其次是上颌窦和鼻腔，亦可见于鼻根、鼻翼、鼻尖、鼻小柱、鼻前庭、筛板等处	边界清楚，呈圆形或分叶状，色灰白，硬度不一
多形性腺瘤	大多数起源于鼻中隔，其次是鼻腔外侧壁和上颌窦	大多呈圆形或类圆形，包膜多完整，边界清晰，常与鼻中隔或鼻甲关系密切
血管平滑肌瘤	发生在鼻部者极为罕见[3]	体积小，呈灰红色或灰白色，质地较软[3]
脑膜瘤	原发于鼻及鼻窦者罕见，可见于上颌窦、额窦、筛窦、嗅沟等部位	肿瘤呈圆形，表面光滑，质硬，色白或灰白

表 3-1-2　不同组织病理类型的鼻腔鼻窦恶性肿瘤的原发部位及鼻内镜下表现

肿瘤名称	原发部位	鼻内镜下表现
鳞状细胞癌	最常见于上颌窦，其次是鼻腔、筛窦、额窦、蝶窦	肿物可呈外生性或乳头状生长，质脆，易出血，可伴有坏死组织
腺癌	肠型：肿瘤最常局限于筛窦，其次是鼻腔和上颌窦[4]。非肠型：多发于上颌窦	呈息肉样、菜花状等，色粉红或灰红，表面不光滑，可有坏死物及溃疡形成
腺样囊性癌	最常见于上颌窦，其次是鼻腔、筛窦、蝶窦、额窦	呈结节状、菜花状或息肉状，色灰白或暗红，表面可有结痂，质脆，触之易出血
嗅神经母细胞瘤	起源于鼻腔顶部的筛板区，也可原发于犁鼻器、蝶腭神经节、嗅觉上皮、筛板等	肿瘤位于中鼻甲内侧，带蒂，表面光滑，呈红灰色，可伴有溃疡和肉芽组织，较小者呈结节状，较大者质脆而易碎
神经内分泌癌	多见于鼻腔上部、筛窦，其次可见于上颌窦	肿瘤呈灰白色或淡红色，质脆，触之易出血
未分化癌	最常见部位是鼻腔，其次是筛窦和上颌窦	肿瘤体积较大，呈真菌样生长，边界不清，常破坏邻近组织
鼻淋巴瘤	主要源于上颌窦中，约20%起源于筛窦，其余（＜1%）起源于额窦和蝶窦[5]	下鼻甲或鼻中隔黏膜肿胀、糜烂、溃疡或呈肉芽样增生，表面多有灰白色坏死物，也可出现鼻中隔穿孔或腭部穿孔
恶性黑色素瘤	最常见的部位是鼻腔外侧壁，其次是鼻中隔、上颌窦和筛窦，很少起源于蝶窦或额窦、鼻咽部或鼻前庭[6]	病变可出现至少10%的色素沉着，血管丰富，易碎，也可见周围的卫星病变和黑斑样病变，边缘不清[6]
横纹肌肉瘤	多见于鼻咽部、鼻窦	呈葡萄状或息肉状外观，常伴出血及坏死样物
双表型鼻腔鼻窦肉瘤	最常累及鼻腔顶部和筛窦，其次是蝶窦[7]	肿瘤最大尺寸平均约为4cm，局部破坏性生长，可能发生鼻腔和鼻窦以外的侵犯[7]

三、鼻内镜检查的新进展

随着鼻内镜技术的推广使用，提升了鼻腔鼻窦疾病诊断的准确性。普通白光内镜在清晰度和对比度上，难以分辨黏膜表面的浅表早期癌和癌前病变[8]。近年来，研究者为了改善内镜的成像效果，一些新型成像技术应运而生。其中值得一提的2项技术分别是窄带成像技术（narrow band imaging，NBI）和专业影像增强系统 IMAGE 1 SPIES™（professional image enhancement system，SPIES），二者都可以用来观察黏膜表面新生血管的外观。

（一）窄带成像技术

窄带成像技术（narrow band imaging，NBI）应用特殊的光学滤片，根据毛细血管内血红蛋白的峰值吸收光谱，发射出波长为 415nm 的蓝光和波长为 540nm 的绿光[9]，光线被上皮组织反射，被血红蛋白吸收，从而使背景黏膜呈现淡绿色，病变黏膜浅表的微血管呈棕褐色，两者形成明显的对比。目前，NBI 技术在鼻内镜检查中的应用很少。Chiara Bruno 等首次提出系统的 NBI 描述和血管系统分类的研究，该研究通过 NBI 下正常和病变鼻腔鼻窦黏膜的表现，建立 5 个模式，每个模式对应相应的疾病，有助于不同鼻腔鼻窦疾病的区分，特别是有利于对良性和恶性肿瘤的辨别[10]。Dachuan Fan 等人在一项回顾性研究中提出 NBI 可以通过鉴别鼻腔内的良、恶性病变来提高诊断的准确性，是一种很有前途的内镜辅助技术[9]。NBI 内镜诊断具有较高的对比度、灵敏度和特异度，但仍然不能取代病理组织学检查。与此同时，目前在鼻腔鼻窦检查中，缺乏相应病变特征的诊断标准，使该项技术不能广泛应用于鼻内镜检查，尚需进一步研究。

（二）专业影像增强系统 IMAGE 1 SPIES™

SPIES 作为一种新型的数字后处理技术，与 NBI 技术相比，不需要窄带光源，而是使用标准的白光源，在系统内进行光谱分离，并通过自适应的颜色处理算法进行放大，该系统通过特定波长的光增强显示了黏膜表面和上皮下血管的外观，提供 5 个不同的光谱范围（称为 CLARA、CLARA-CHROMA、CHROMA、SPECTRA A、SPECTRA B），以及使用白光的标准模式[11]。

1. CLARA 宽动照明技术可以根据术野情况自动补充亮度，从而更好地识别术野画面中的阴影区域。

2. CHROMA 通过提高对比度，对颜色进行改变与增强，使组织结构的显示更加清晰。

3. CLARA-CHROMA CLARA 和 CHROMA 联合的模式下，同时改善画面亮度和清晰度。

4. SPECTRA A 和 SPECTRA B 利用光谱颜色偏移（光染色）增强特定区域的光谱显示，增强结构的对比和区分。在 SPECTRA A 模式下，进行红色光谱的过滤。黏膜下的血管呈现出蓝绿色，与周围黏膜形成鲜明对比。SPECTRA B 模式下，降低红色，增强蓝色和绿色的光谱成分，突出显示血管和毛细血管。不改变术者本身对色彩的认知。

Englhard AS 等的研究第一次描述了 SPIES 技术在鼻窦内镜手术中的应用，该研究表明，对于血管化肿瘤的显示，SPIES 内镜明显优于标准白光内镜，该系统有助于评估肿瘤的扩展和血管化以及健康黏膜的分化。但该研究具有一定的主观性，且样本量较小，仍需进一步研究证实这种新技术对鼻部病变的鉴别能力[11]。

（三）吲哚菁绿荧光成像技术

吲哚菁绿（indocyanine green，ICG）是唯一被批准用于临床的近红外荧光染料，其发射波长超过 700nm[12]，通过静脉注射进入血液系统，可与血浆蛋白结合，当注射到血管外时，ICG 与蛋白质结合，到达引流淋巴结，并在近红外光激发下发出荧光[13, 14]。目前，ICG 常用于评估心排出量和肝功能；术前、术中和术后观察组织灌注、淋巴结或癌变组织；或用于眼科血管造影中对血流的观察[12]。STORZ 的腹腔镜系统配备特定的光学滤片，可自动检测红外光、荧光和白光[14]。ICG 应用于头颈部癌临床前模型的荧光引导手术在 2012 年被首次报道[15]。目前，ICG 已经应用于评估头颈部肿瘤的范围及手术切缘，但尚未应用于鼻内镜中，希望在未来的发展中该项技术能够应用于鼻内镜检查及手术，用以评估鼻腔鼻窦肿瘤的范围。

参考文献

[1] TAYLOR M A, SABA N F. Cancer of the paranasal sinuses. Hematol Oncol Clin North Am, 2021, 35(5): 949-962

[2] LISAN Q, LACCOURREYE O, BONFILS P. Sinonasal inverted papilloma: From diagnosis to treatment. Eur Ann Otorhinolaryngol Head Neck Dis, 2016, 133(5): 337-341

[3] 熊家广，文强，何学齐，等. 鼻中隔血管平滑肌瘤 1 例. 中国医学文摘（耳鼻咽喉科学），2018，33（02）：211-212

[4] LEIVO I. Sinonasal Adenocarcinoma: Update on classification, immunophenotype and molecular features. Head Neck Pathol, 2016, 10(1): 68-74

[5] SHIRAZI N, BIST S S, PURI N, et al. Primary sinonasal lymphoma in immunocompetent patients: A 10 years retrospective clinicopathological study. J Oral Maxillofac Pathol, 2018, 22(2): 280-281

[6] LUND V J. Sinonasal Malignant melanoma. Adv Otorhinolaryngol, 2020, 84: 185-196

[7] CARTER C S, EAST E G, MCHUGH J B. Biphenotypic Sinonasal Sarcoma: A Review and Update. Arch Pathol Lab Med, 2018, 142(10): 1196-1201

[8] 张宝根，倪晓光. 窄带成像内镜在头颈部肿瘤诊断中的应用. 癌症进展，2019，17（02）：125-127, 161

[9] FAN D, HOU J, ZHANG T, et al. Evaluation of narrow band imaging for diagnosis of unilateral nasal lesions. Clin Otolaryngol, 2021, 46(2): 388-394

[10] BRUNO C, FIORI GM, LOCATELLO LG, et al. The role of narrow band imaging (NBI) in the diagnosis of sinonasal diseases. Rhinology, 2021, 59(1): 40-48

[11] ENGLHARD A S, LEDDEROSE C, VOLGGER V, et al. Evaluation of an image enhancement system for the assessment of nasal and paranasal sinus diseases. Am J Otolaryngol, 2022, 43(2): 103323

[12] LI D H, SMITH B D. Deuterated indocyanine green with extended aqueous storage shelf-life: chemical and clinical implications. Chemistry, 2021, 27(58): 14535-14542

[13] BONI L, DAVID G, DIONIGI G, et al. Indocyanine green-enhanced fluorescence to assess bowel perfusion

during laparoscopic colorectal resection. Surg Endosc, 2016, 30(7): 2736-2742

[14] BONI L, DAVID G, MANGANO A, et al. Clinical applications of indocyanine green (ICG) enhanced fluorescence in laparoscopic surgery. Surg Endosc, 2015, 29(7): 2046-2055

[15] CORTESE S, KERRIEN E, YAKAVETS I, et al. ICG-induced NIR fluorescence mapping in patients with head & neck tumors after the previous radiotherapy. Photodiagnosis Photodyn Ther, 2020, 31: 101838

第二节　影像学检查

影像学检查对鼻腔鼻窦肿瘤的诊断、术前评估及手术方案制定具有较好的指导意义，对于治疗效果的评价也必不可少。

鼻腔鼻窦肿瘤的诊断中常用的影像学检查方法有 CT 及 MRI，包括平扫及增强扫描[1-4]。平扫又称普通扫描，是指静脉内不给含碘对比剂的扫描，通常用于初次 CT 或 MRI 检查者，平扫最重要的是掌握各个不同部位或器官以及兴趣区的层厚和层距技术。增强 CT 或 MRI 是指通过静脉快速注入含碘对比剂，然后在动脉期、静脉期及平衡期等时段进行扫描，这种扫描方法可以实时地跟踪到碘对比剂流入到被检查脏器动脉、毛细血管、静脉不同时间的图像。正常组织和病灶组织对对比剂摄取的能力有所不同，最后强化的程度也有所不同，正是利用这个特点，增强 CT 或 MRI 可以对病灶进行相应的诊断，既可以分辨出肿瘤组织和正常组织，也可以分辨出肿瘤的性质，判断是良性还是恶性，这是增强的优势。所以增强 CT 或 MRI 现在在临床上应用比较广泛。

CT 和 MRI 均能明确显示病变部位、瘤体大小、范围及发展方向，可以对良恶性肿瘤进行初步辨别。其中 CT 为鼻腔、鼻窦肿瘤的较成熟检查方法，其特点是图像清晰，扫描时间短，层厚可薄达 1mm，可选用适当的窗宽和窗位来更好地观察特定的组织结构，如鉴别肿瘤和非肿瘤组织选用软组织窗，观察骨质结构则选择骨窗，CT 三维成像可以从冠状位、矢状位等方位全面观察，与横断面互为补充。能清晰地显示骨壁结构，对判断骨质吸收或破坏的范围及程度优于 MRI，这是 CT 的优势。而 MRI 的软组织分辨率高，可多方位、多序列成像，结合增强能更好地确定病变的范围，尤其是恶性肿瘤的侵犯范围判断较 CT 更为准确。通常肿瘤在 MRI 的 T_1WI 为低或中等信号，在 T_2WI 为高信号，可与正常组织区别。MRI 比 CT 对软组织结构的显示更清晰，如肿瘤侵及眼眶，对于了解有否侵及眼外肌及视神经 MRI 较 CT 检查更佳。但除少数肿瘤有特征性影像学表现外，大部分肿瘤的影像学特点及其与临床、病理的相关性还有待进一步的研究。

鼻腔鼻窦的良恶性肿瘤的影像表现区别如下：①良性肿瘤呈膨胀性生长，可压迫使鼻腔扩大或产生骨质缺损，恶性肿瘤呈浸润性生长，可直接侵蚀破坏周围骨结构；②良性肿瘤边缘光滑，与周围结构分界清楚；恶性肿瘤边缘模糊，分界不清；③良性肿瘤一般不侵犯腔外软组织，而恶性肿瘤则常侵犯组织。

鼻息肉 CT 表现为鼻腔或鼻窦水样低密度或软组织密度肿块，密度均匀，CT 值接近或略高于水，增强后无或轻度强化，较小时呈乳头状，一般无骨质破坏。内翻性乳头状瘤 CT 表现为鼻腔或筛窦软组织肿块，较小时呈乳头状，密度均匀，增强扫描病灶呈不均匀强化。阻塞窦口引起继发性鼻窦炎改变，增强检查有助于区别肿瘤与继发炎性改变，肿瘤有强化。可侵入眼眶或颅前窝。肿瘤迅速增大，骨质破坏明显应考虑有恶变可能。病灶可沿窦腔蔓延并使鼻腔鼻窦膨胀性扩大，同伴时窦壁骨质增生硬化，也可使骨质侵蚀性破坏。增强检查病变呈卷曲的"脑回状"强化为其特点（图 3-2-1）。骨瘤为骨性高密度肿瘤，CT 为首选影像检查方法，表现为圆形、类圆形或分叶状骨性团块，分界清楚，边缘光滑（图 3-2-2）。

纤维血管瘤 MRI 信号不均匀，呈 T_1WI 中等信号，T_2WI 高信号，部分其内可见不规则低信号，MRI 增强扫描可见明显的渐进性强化（图 3-2-3）。鳞状细胞癌 T_2WI 多为等或低信号，增强后中等强化（图 3-2-4）。窦壁骨质破坏为其诊断的重要征象，最常见为内壁破坏，肿瘤侵入鼻腔，也可破坏前壁，外侧壁以及向上向下侵犯。增强后为中等度不均匀强化，边界显示更清晰准确。MR 增强检查因其软组织的分辨率更高及对病变血供的观察更细致，对肿瘤的边界的显示更清晰，并能区分肿瘤与炎症。CT 和 MRI 的结合对于鳞状细胞癌的鉴别很有价值[5]。

近年来，影像检查逐渐由形态学研究走向形态功能并重、定量研究[1-2]。CT 及 MRI 的灌注成像通过对同一层面的连续扫描获得时间密度曲线，可了解病变的血流量、血容

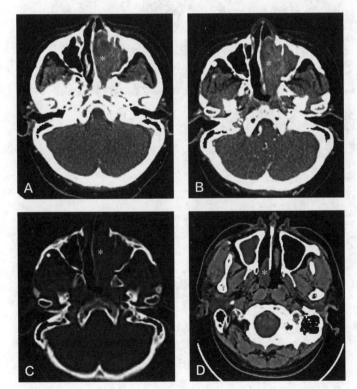

图 3-2-1　内翻乳头状瘤和息肉的 CT 图像

A ~ C. 左侧鼻腔上颌窦内翻乳头状瘤的 CT 表现，其中 A 为 CT 平扫，B 为增强 CT，C 为 CT 骨窗。内翻乳头状瘤 CT 平扫呈软组织密度（*），增强后弧形的"脑回状"强化，伴有膨胀性骨破坏。D. 横断位 CT 表现示右侧鼻腔息肉（*），无骨破坏。

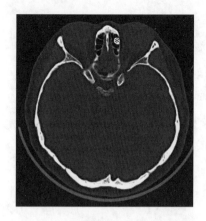

图 3-2-2　左侧筛窦骨瘤的 CT 骨
窗图像

CT 骨窗可清晰显示骨瘤的形态位
置，密度较高，边界清晰，与周围
骨质等密度。

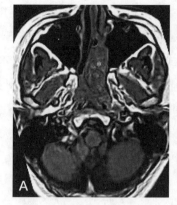
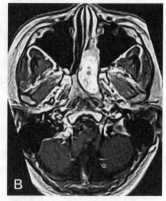

图 3-2-3　鼻腔鼻咽纤维血管瘤的 MR 图像

A～B. 为鼻腔鼻咽纤维血管瘤（＊）的 MR 图像，其中 A 为
MRI 平扫 T$_1$，B 为 MRI 增强。可见增强后病变明显强化，类似
血管密度。

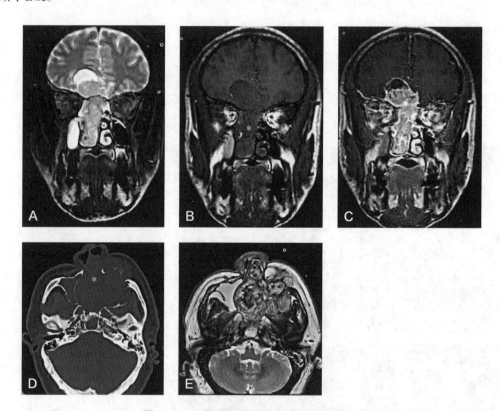

图 3-2-4　鳞状细胞癌的 CT 及 MR 图像

A～C. 为右侧筛窦鳞状细胞癌（＊）侵犯颅底及右侧额叶病例，其中 A 为 MR 平扫 T$_2$ 图，可见病变侵犯
颅内，并见高信号水肿带，B 为 MR 平扫 T$_1$ 图，C 为增强 MR，可见增强较平扫对病变范围的判断更准
确，体现了 MR 的软组织分辨率高的优势。D～E. 为左侧上颌窦鳞状细胞癌（＊）侵犯鼻腔及颞下窝病
例，其中 D 为 CT 骨窗，可清晰显示骨质破坏情况，这是 CT 的强项，E 为 MRI 的 T$_2$ 图，骨破坏显示
不如 CT 明显，但对周围结构的侵犯分辨清晰，尤其是软组织。

量、表面通透性及平均通过时间、达峰时间等血流灌注信息。MRI 动态增强扫描（DCE-MRI）针对不同靶器官应用不同的特异造影剂，可以反映对比剂进入、排出肿瘤期间的血流动力学改变情况，进而判断病变的良恶性，较传统增强更准确。恶性肿瘤血管丰富，造影剂可以穿透血管屏障，所以时间 – 信号曲线（TIC）流出型多；良性病变增加对比剂滞留时间，流出型表现较少。DCE-MRI 的适用于传统增强判断不清的病变情况，该检查方法针对不同器官组织应用其特异的造影剂，可更准确地判断病变的性质。

最近研究发现，动态对比增强 MRI 和体素内不相干运动均可有效地区分良恶性鼻窦病变 [2]。体素内不相干运动（intravoxel incoherent motion，IVIM）是一种多 b 值的 DWI，其原理基于体素内非相干运动理论的成像技术，利用高 b 值时以反映组织内扩散效应为主，低 b 值时显示灌注效应更为敏感的特性，IVIM 可将组织内微循环血流产生的血流灌注效应与真正的水分子扩散效应有效区分，并分别由 ADC_{slow} 及 ADC_{fast} 两个定量参数量化，使该序列在鉴别肿物良恶性方面可提供更多重要信息。有研究表明，恶性肿物的 ADC_{slow} 低于良性肿物，恶性组 ADC_{fast} 高于良性组 [6]。体素内不相干运动（IVIM）比常规扩散加权成像（DWI）用于区分良恶性鼻窦病变更有价值。

目前，对鼻腔鼻窦肿瘤复发及转移的判断，PET-CT 是最常用的、较为准确的影像学方法。PET-CT、MR 技术是将 PET 和 CT 或 MRI 技术相结合的一种影像学检查方法。PET 可获取肿瘤组织的代谢状况等信息，而 CT 及 MRI 可获取患者肿瘤组织的解剖部位，探查肿瘤病灶组织在不同方位的断层图像，该检查方法已经用于临床中多种肿瘤的诊断，存在较高的准确性和敏感性。应用 ^{18}F- 双脱氧葡萄糖 PET-CT、MRI 技术可有效地对鼻腔鼻窦恶性黑色素瘤进行临床分期评价，同时能够按照病灶组织对 ^{18}F- 双脱氧葡萄糖的摄取状况分析对病灶组织代谢状况，为患者病情的评估以及制订合理的治疗方案提供准确的依据 [7-8]。

CT、MRI 及 PET-CT 等影像方法对诊断鼻腔及鼻窦肿瘤效果较好，可进行术前指导，并可为术后复发提供依据。

参考文献

[1] 袁欣，瞿姣，危春容，等. 能谱 CT 鉴别鼻腔鼻窦良恶性肿物的研究. 临床放射学杂志，2020，39（1）：46

[2] 周艺默，唐维，任玲，等. 磁共振 IVIM 对鼻腔鼻窦肿物良恶性的鉴别诊断价值. 放射学实践，2018，33（7）：674-678

[3] 吴兰萍. 磁共振动态增强诊断鼻腔鼻窦肿瘤良恶性的价值研究. 系统医学，2020，5（9）：4-6

[4] 李清华. 鼻腔鼻窦常见恶性肿瘤的 CT 和 MRI 影像学诊断分析. 临床医药文献电子杂志，2020，7（1）：128

[5] ZHANG L, FANG G, YU W, et al. Prediction of malignant sinonasal inverted papilloma transformation by preoperative computed tomography and magnetic resonance imaging. Rhinology, 2020, 58(3): 248

[6] XIAO Z, TANG Z, QIANG J, et al. Intravoxel incoherent motion MR imaging in the differentiation of benign and malignant sinonasal lesions: comparison with conventional diffusion-weighted MR imaging. AJNR Am J Neuroradiol, 2018, 39(3): 538

[7] 胡莹莹，林晓平，梁培炎，等. 18F-FDG PET/CT 在恶性黑色素瘤诊断及分期中的应用价值. 中国医学影像技术，2009，25（4）: 685- 688

[8] 刘太峰，赫红娇，陈明安. PET-CT、CT 及 MRI 诊断原发性鼻腔恶性淋巴瘤的临床价值分析. 医学影像学杂志，2016，26（10）: 1926-1928

第四章　鼻腔鼻窦肿瘤的治疗

对于鼻腔鼻窦良性肿瘤手术切除为其首选方案，鼻腔鼻窦恶性肿瘤，综合治疗是对肿瘤局部控制和延长生存期最有效的方法，主要治疗方案有外科手术治疗（包括鼻内镜手术）、放射治疗、化疗、生物免疫治疗、靶向治疗等。

第一节　外科治疗

一、手术治疗

手术是大部分鼻腔鼻窦肿瘤的主要治疗方案，进行手术前应对患者和病情进行全面评估，了解肿瘤侵犯的确切范围，制订科学的手术入路、切除范围、修复方法和术后治疗方案。鼻腔鼻窦肿瘤的手术入路被分为传统开放性手术入路、鼻内镜手术入路等。

（一）开放手术

传统开放手术常用的术式包括鼻侧切开、Caldwell-Luc 手术和面中部翻揭术等径路。

1. 鼻侧切开术　鼻侧切开术是从鼻外途径治疗鼻腔、鼻窦肿瘤的常见术式。

（1）手术方式：经典鼻侧切开术即 Moure 切口，于眶内壁额筛缝处处理内眦血管口，暴露筛前后孔及同名血管，此二孔被视为前颅底及视神经管前界标志，去除鼻骨、部分泪骨、上颌骨额突及梨状孔后缘，Denker 入路探查上颌窦窦腔，自泪前嵴进入前筛窦，眶下孔的假象垂直线可作为鼻侧壁切除的外界，经此切口可行鼻侧壁切除，鼻中隔、后鼻孔、蝶窦等病变切除[1]。

（2）适应证：对于鼻腔较大乳头状瘤、纤维瘤、血管瘤等良性肿瘤，筛窦、上颌窦和蝶窦内较大良性肿瘤，经鼻内途径不能彻底切除，或早期局限在鼻腔外侧壁及鼻中隔恶性肿瘤等均可行鼻侧切开术。

（3）优缺点：该术式能够获得较好的术野，手术视野延伸性强，可根据术中情况延长切口，但其创伤大、术后恢复慢、并可导致周围结构损伤、面部瘢痕等并发症，严重影响患者生活质量，现已较少提倡，近年来也有采用鼻侧切开术结合鼻内镜治疗上颌窦癌报道，显示此方法可以有效改善患者的远期疗效，预防局部复发及淋巴结转移，并且提高患者的生存率、生活质量，延长患者的寿命[2]。

2. Caldwell-Luc 手术　Caldwell-Luc 手术是通过唇龈沟上方切口、经上颌窦前壁开窗进入上颌窦的一种外入路术式。

（1）手术方式：经典的 Caldwell-Luc 手术即上颌窦根治术，采用唇龈切口，充分暴露上颌窦前壁，凿开前壁进入上颌窦，清理窦内显著增厚的黏膜、有纤维浸润和息肉样变等不可逆病变，或将窦内黏膜全部清除并在下鼻道制造对孔的术式。

（2）适应证：经典的 Caldwell-Luc 手术是处理上颌窦病变最常用方法，现在仅用于鼻内镜无法到达区域，如侵及上颌窦外侧壁、前臂和下壁的上颌窦肿瘤。目前 Caldwell-Luc 手术常与鼻内镜联合使用，尤其适用于上颌窦良性肿瘤，如内翻性乳头状瘤，也可用来处理腺样囊性癌、鳞状细胞癌这些眶下神经受累需一并切除的肿瘤，以及显露翼腭窝和蝶窦外侧隐窝病变等。

（3）优缺点：经典的 Caldwell-Luc 手术能够获得较好的术野，术后常并发因眶下神经损伤所致的面颊部永久疼痛和不适等并发症，与内镜联合使用可简化手术方式、缩小手术范围，术后患者仅有轻度面部麻木、牙齿酸痛等感觉，减少手术并发症。

3. 面中部翻揭术　经典的面中部翻揭术是 1974 年由 Casson 等首次提出，用来治疗鼻腔、鼻窦肿物的一种术式。

（1）手术方式：经典的面中部翻揭术手术径路如下。

1）两侧 Caldwell-Luc 切口：切口直达骨膜，以剥离子紧贴骨面向上方及外上方分离，上达眶下孔，暴露上颌骨前鼻棘。

2）鼻小柱贯通切口：在相当于大翼软骨内侧脚和鼻中隔四方软骨缘之间皮肤作贯穿两侧的纵行切口。

3）双侧软骨间切口：鼻小柱贯通切口上端开始，相当于上侧鼻软骨与鼻翼软骨之间沿皮肤与黏膜交界处向外作弧形切口。

4）双侧鼻前庭弧形切口：从第三步的切口末端开始向下沿前庭底部梨状孔外缘做皮肤切口直至与两侧 Caldwell-Luc 切口相连。此后国内外学者对该经典径路加以改良，改良术式包括唇龈切口改良、鼻小柱贯通切口、两侧软骨间切口改良等[3]。

（2）适应证：面中部翻揭入路的适应证是很广泛的，对于累及鼻腔、鼻中隔、上颌窦、筛窦、蝶窦、翼腭窝及鼻咽部病变均可采用，包括内翻性乳头状瘤、软骨瘤、脊索瘤等良性肿瘤，以及嗅神经母细胞瘤、软骨肉瘤、多形性腺瘤等恶性肿瘤[4]。

（3）优缺点：与鼻侧切开术相比，以上径路在提供广阔术野同时避免了面部瘢痕，但由于掀翻面积大，常导致健侧颌面部损伤，此外该术式对前颅底及鼻肿瘤上部显露欠佳，难以整块切除肿瘤特别是恶性肿瘤。对比经典术式改良后操作更简化，并减少组织损伤。

4. 颅-面联合入路手术　鼻腔或鼻窦肿瘤常侵及或接近前颅底，颅-面联合入路手术是治疗此类疾病有效方式。

（1）手术方式：常采用发际后冠状切口，帽状腱膜浅层面翻瓣。开额骨骨窗，暴露硬脑膜。自前颅底分离硬脑膜，探查颅底肿瘤范围，如硬脑膜受侵，切除相应的硬脑膜，暴露脑组织，如脑组织受累，切除相应的脑组织。修补硬脑膜，颅底缺损重建。切除鼻腔、鼻窦肿瘤[5]。

（2）适应证：当肿瘤来源于鼻腔、鼻窦侵及前颅底和颅前窝时可选择该术式。

（3）优缺点：颅-面联合入路因其可充分暴露颅底，便于进入眼眶、筛窦、蝶窦及鼻腔等部位，同时可将硬脑膜内外肿瘤一次性切除，获得较宽的阴性切缘，达到手术治疗的"无瘤标准"，被视为鼻腔恶性肿瘤治疗的"金标准"，但其术后并发症发生率达33%~42%，如16.2%的神经系统并发症和3.5%~4.5%的死亡率[6]。

5. 上颌骨切除术　上颌骨切除术是上颌骨或上颌窦的恶性肿瘤，以及相邻区恶性肿瘤已侵犯上颌骨者，常需要进行上颌骨切除术。

（1）上颌骨部分切除术：指上颌骨病变部分切除，保留牙龈、牙及硬腭即可达到清除病灶的术式。

1）手术方式：切口可选择扩大Denker手术方法进行，沿唇龈沟由患侧切牙到第三磨牙作切口，门齿向后切开硬腭处软组织至软腭处，向外延长切口至第三磨牙之后与上颌窦前壁切口相连，切口需离肿瘤1cm以上。分离黏骨膜暴露上颌窦前壁及梨状孔，沿梨状孔剥离鼻底及鼻腔外侧壁黏膜。凿除肿瘤外1cm以内的牙齿、硬腭、上颌窦前壁、外侧壁及内侧壁，切开鼻腔外侧壁黏膜，使上颌窦腔与鼻腔相通，如需要可切除部分鼻底黏膜。取下凿除的骨质，检查术野如有残留组织给予清除。安装牙托，碘仿纱条填塞[7]。

2）适应证：来源于上颌骨牙源性恶性肿瘤，局限于上颌窦底壁及牙槽突，硬腭的恶性肿瘤侵及上颌窦底壁以及上颌窦底壁向下侵犯牙槽突或硬腭但未达中线，占据上颌窦下半部分者可行上颌骨部分切除术。

（2）上颌骨全切除术：包括同侧眶下缘及眶底板在内的整个上颌骨切除。

1）手术方式：常用Weber-Fergusson切口，用骨膜玻璃器从面颊切口贴骨面由内向外剥离，将皮瓣外掀显露上颌窦前壁、外侧壁、眶下缘、鼻骨、梨状孔缘、颧骨和齿槽，如果肿瘤已穿破上颌窦前壁侵入软组织，则不切开骨膜，沿梨状孔缘切开鼻腔黏膜及鼻孔底部皮肤，将鼻翼牵向对侧，显露鼻腔。切开眶下缘骨膜，紧贴骨面自前向后分离，至看清眶下裂为止，将框内容向上牵拉，自鼻骨下缘向外上至泪囊窝用骨凿凿断上颌骨额突，自上颌骨与颧骨连接处下缘切开骨膜，穿过线锯，锯断颧骨，置入弓形开口器张开口腔拔出患侧中切牙，纵行切开鼻底黏膜及硬腭中线黏膜，用宽板凿从齿槽嵴中线或稍偏向后上劈开鼻前嵴及硬腭，用板凿在迟牙后缘与蝶骨翼突间劈开，向中线与硬腭切口相连，上颌骨与翼突分离，至此上颌骨全部游离[8]。

2）适应证：上颌窦T_{2-3}期恶性肿瘤，对放疗或化疗不敏感的上颌窦恶性肿瘤，以及来源于鼻腔、上颌窦、筛窦的肿瘤侵犯大部分或全部上颌骨、鼻腔、筛窦等范围较广泛者。

（3）上颌骨扩大切除术：将上颌骨邻近解剖组织（如眶内容物、翼突、颧骨等）切除术式。

1）手术方式：上颌骨全切术基础上加眶内容物等切除术，扩大根治范围包括：下颌骨喙状突、升支前缘、蝶骨翼突、眶内容物、眶下板、颧骨、部分颧弓、筛窦内容物等。

2）适应证：若肿瘤侵及颞下窝或翼腭窝，眶内容物、颅底或硬脑膜等可行上颌骨扩大切除术[4]。

3）优缺点：总体上上颌骨切除术有利于暴露术野，但因此类手术范围广、创伤大，患者术后常导致如发音困难，张口困难以及面部畸形等严重功能障碍的并发症。

（二）内镜手术

内镜手术最初是为功能性鼻窦病变而开发的，作为一种微创治疗以鼻腔腔道为手术径路，不必侧切，术野清晰，恢复时间快，患者术后康复效率高、并发症发生率低等优点，在鼻腔鼻窦良性肿瘤治疗中广泛应用。随着内镜颅底入路和经鼻开颅技术的发展，逐渐扩展到鼻腔鼻窦恶性肿瘤治疗，早期对鼻腔鼻窦恶性肿瘤的内镜手术局限于鼻腔、筛窦、上颌窦，随着手术技术不断进步，手术切除范围开始包括侵及额窦、蝶窦、上颌窦各壁以及包括双侧纸样板、眼眶骨膜、前颅底骨质甚至部分脑组织。鼻内切除颅底肿瘤后并发高频率脑脊液漏，最初被认为是内镜切除这些肿瘤的限制。然而，在过去的几十年里随着鼻内镜鼻窦手术的扩大，颅底缺损的重建有了重要的进展。特别是使用合成可吸收封闭剂、合成硬膜移植、纤维蛋白胶、游离自体移植和游离组织移植，以及采用多层技术封闭缺陷，进一步降低了脑脊液漏的发生率[9-10]。鼻内镜下肿物切除对关键的神经血管结构和肿瘤附着部位的最佳可视化，不仅避免面部瘢痕，恢复快，还可实现更精确和更有针对性的切除。临床医师多根据肿瘤的生长部位及浸润范围确定最佳手术方式[11]。

1．内镜下上颌窦内侧壁切除术　1990 年 Waitz 和 Wigand 等第一次描述了内镜下上颌窦内侧壁切除，用于切除鼻腔外侧壁和上颌窦内侧病变，此后有很多根治性及改良术式描述，至今该术式及其改进版本仍是治疗各种上颌窦疾病的相关技术[5]。

（1）手术方式：经典的鼻内镜下上颌窦内侧壁切除术手术范围为向上达眶底壁，向下到下鼻道或鼻底，向前至鼻泪管，向后达上颌窦后壁。侵及上颌窦外侧壁、前壁及底壁时，可加做上颌窦扩大内壁切除术，即在上颌窦内壁切除的基础上，潜行骨膜下分离后，弧形切除上颌窦前壁内侧部分，包括病变侧鼻骨、上颌骨额突、梨状孔外缘。

（2）适应证：良性肿瘤如内翻性乳头状瘤和各种原因的难治性鼻窦炎，炎症性病变如胆固醇肉芽肿和血管瘤型上颌窦后鼻孔息肉导致内侧壁骨质破坏，上颌窦外侧壁黏液囊肿，视神经减压术可选用上颌窦内侧壁切除术，此外对于囊性纤维化患者被建议尽早进行[12-14]。

（3）优缺点：与过去传统开放手术相比较，鼻内镜手术能清楚地观察到肿瘤的生长情况，减少病变复发的可能，同时鼻内镜下手术损伤小，出血少，更少破坏鼻腔的正常解剖结构，更多地保留了鼻的正常功能，此外，与开放式手术相比，内镜手术患者住院时间明显缩短[15]。

2．内镜经上颌窦入路至翼腭窝 对于累及翼腭窝病变，因翼腭窝结构复杂，位置深在且与颈内动脉、颅中窝底等毗邻，手术难度大且风险高。翼腭窝内病变多以肿瘤为主，传统开放性入路因导致并发症较多现已逐渐被鼻内镜手术技术所取代。

（1）手术方式：鼻内镜手术入路主要有中鼻道经上颌窦入路、下鼻甲切除经上颌窦入路、鼻腔泪前隐窝－上颌窦入路等。

1）中鼻道经上颌窦入路：首先切除钩突找到上颌窦开口，其次进一步扩大上颌窦内侧壁，范围向上达眶内侧壁与底壁移行处，向下达下鼻甲根部，随后去除上颌窦后外侧壁即可暴露上部分翼腭窝。

2）下鼻甲切除经上颌窦入路：此入路为全切或部分切除下鼻甲，去除上颌窦内侧壁，向上至眶底水平，向下至鼻腔底，向前至上颌窦内侧壁前缘，向后至上颌窦后外侧壁内侧缘甚至腭骨垂直板，进一步去除上颌窦后外侧壁即可暴露整个翼腭窝。

3）鼻腔泪前隐窝－上颌窦入路：此入路在梨状孔与下鼻甲之间黏膜处作垂直鼻底纵行切口，剥开黏膜剪断部分下鼻甲，分离膜性鼻泪管－下鼻甲瓣暴露泪前隐窝，在保留上颌窦开口周围黏膜基础上去除上颌窦内侧壁，形成经上颌窦入路，进一步去除上颌窦后外侧壁即可暴露整个翼腭窝[16]。

（2）适应证：对于原发肿瘤位于上颌窦后壁、鼻腔后段或肿瘤累及颅中窝的翼腭窝神经鞘瘤、鼻咽纤维血管瘤、翼腭窝或颞下窝局限性恶性肿瘤可选择鼻内镜入路。

（3）优缺点

1）中鼻道经上颌窦入路：该入路虽切除了钩突、筛泡，上颌窦大部分内侧壁，对鼻腔功能影响相对较小，为翼腭窝常用临床手术入路。

2）内镜下下鼻甲切除经上颌窦入路：该术式因切除下鼻甲暴露范围大、术野好，但术后对鼻腔结构损害大，患者术后多有鼻腔干燥、出血等并发症。

3）鼻腔泪前隐窝－上颌窦入路：该术式避免对鼻腔黏膜、鼻泪管及下鼻甲损伤，并且该术式能暴露整个上颌窦及翼腭窝，对于局限在翼腭窝内肿瘤，最大限度保护鼻腔内结构效果更佳，对于侵袭到鼻腔内的肿瘤，上颌窦自然口入路效果更理想。此外该术式最大保留了入路标志，当深部结构变异或破坏时，下鼻甲及上鼻甲也是可利用标志[17]。

3．内镜下经上颌窦入路至颞下窝 由于鼻内镜下颞下窝的结构较翼腭窝更深在、复杂，因此术前应借助影像学检查对每位患者的解剖结构进行细致、全面的评估，选择适合患者情况的手术入路尤为关键，并且手术径路的选择应遵循术中尽可能清楚暴露肿瘤根蒂部并将其彻底切除的原则。

（1）手术方式：内镜下经 Caldwell-Luc 上颌窦入路、内镜下泪前隐窝入路、改良 Denker 术式、经中鼻道上颌窦入路。

1）内镜下经 Caldwell-Luc 上颌窦入路：首先将第一尖牙上方唇龈做横切口长约 2cm，切口深达骨面，剥离患者上颌窦前壁黏骨膜，暴露尖牙窝，辨认和保护眶下神经血管，显露上颌窦前壁。切割钻从尖牙窝开窗，扩大骨壁口进入上颌窦内，去除上颌窦后壁骨质，切开骨膜，切断上颌动脉分支，暴露翼外肌深面的肿物，切断翼外肌，充分显露并切除肿物。对于肿物同时侵犯鼻腔、翼腭窝和颞下窝的患者也可采用内镜下经鼻联合经 Caldwell-Luc 上颌窦入路，即先采用 Caldwell-Luc 入路进入上颌窦，经上颌窦后壁进入颞下窝，分离颞下窝主要血管，内镜下经鼻 – 上颌窦入路进一步解剖颞下窝内神经及肌肉组织，力求充分暴露术腔的同时具有较为满意的手术操作空间，并且可以避免鼻泪管损伤。

2）内镜下泪前隐窝入路：泪前隐窝入路首先自下鼻甲前端作一弧形切口，深达骨膜，剥离鼻腔外侧壁黏膜，暴露下鼻甲骨附着于鼻腔外侧壁的骨性结构和骨性鼻泪管的下端。显露膜性鼻泪管，于上颌窦内侧翻起鼻泪管 – 下鼻甲瓣，暴露泪前隐窝，去除上颌窦内侧壁骨质，如必要时可磨除上颌窦顶壁至眶底，进入上颌窦。自内向外切开上颌窦后壁黏膜，咬除上颌窦后外侧壁骨质，切开翼腭窝骨膜或沿肿物分离进入翼腭窝，根据肿瘤病变范围，去除部分翼外板及鼻腔外侧壁中后段，向外可充分暴露颞下窝肿瘤及周围软组织。经泪前隐窝入路至翼腭窝、颞下窝要注意膜性鼻泪管的显露和保护以及上颌窦后壁开放时眶下神经血管的保护，术中可通过眶下神经为解剖学标志识别翼腭窝内重要结构，可通过颊神经为标志识别颞下窝[18]。

3）改良 Denker 手术：鼻内镜下改良 Denker 术式是将传统 Denker 术式的唇齿龈切口改为鼻内梨状孔缘切口。首先，于下鼻甲前端自上向下做弧形切口，上达中鼻甲腋部，下至鼻腔底，翻起上颌骨软组织及鼻腔外侧壁的黏膜，分离暴露梨状孔缘，形成骨窗，凿除或磨钻去除下鼻道对应的梨状孔缘，去除部分下鼻道及犬齿窝骨壁，暴露上颌窦，内镜下可观察并切除上颌窦内病变。游离泪道，切除部分上颌窦内壁直至可完全暴露上颌窦后外侧壁，同时注意保护眶下神经。术中可根据病变情况扩大的自然窦口与梨状孔缘入路相结合，目的为清楚暴露上颌窦病变，且便于器械操作，力求清理彻底病变组织。于鼻底处向后延伸切口至包绕下鼻甲的残余筛突，然后切除骨质。于泪囊与鼻泪管交界处切断泪道。暴露并凝固蝶腭动脉及其分支，去除所有上颌窦内侧壁所有骨质，暴露上颌窦腔，去除上颌窦后壁骨质，切开骨膜，即可进入翼腭窝即颞下窝，去除脂肪组织即可显露上颌动脉及其分支、翼外肌、咬肌和颞肌结构。

4）经中鼻道上颌窦入路：内镜下经中鼻道上颌窦入路首先广泛开放上颌窦自然口，前至鼻泪管，后至腭骨垂直板，上至眶底，下至鼻腔底。沿上颌窦后壁，中鼻甲根部前方1cm切开鼻腔外侧壁黏膜，并沿腭骨内侧面向后剥离，可见位于中甲根部前方的蝶腭动脉，自蝶腭孔进入鼻腔。Kerrison 咬骨钳配合磨钻去除腭骨垂直板和上颌窦后壁，即可自蝶腭孔部分开放翼腭窝前壁。剥离腭骨垂直板处黏膜暴露蝶腭动脉，切除腭骨及上颌窦后外侧壁，首先显露出颌内动脉，然后解剖出蝶腭神经节、眶下神经、圆孔、翼管等重要结构。切断翼突根部外侧翼外肌即可显露颞下窝，磨除蝶窦底壁骨质可暴露出破裂孔，进一步扩大切除上颌窦后外侧壁，磨除翼突骨质，显露翼内外肌，剔除翼肌间隙的脂肪，可显露颞下窝重要解剖标志。

（2）适应证：对于未侵及鼻腔的颞下窝肿瘤可行内镜下经 Caldwell-Luc 上颌窦入路，对于肿物侵及颞下窝内 2/3 可行内镜下泪前隐窝入路，对于肿物侵及翼腭窝包括侵犯颞下窝大约内 1/3 可行经中鼻道上颌窦入路[19]。

（3）优缺点：内镜下经 Caldwell-Luc 上颌窦入路基本可以取代传统的 Caldwell-Luc 手术，其不但能很好地完成上颌窦病灶切除，还具有创伤小、高清视野和最大程度保留鼻腔生理结构功能等优点，在翼腭窝、颞下窝肿瘤切除时较经中鼻道入路具有视野暴露优势，避免了鼻泪管的损伤，但手术创伤仍较大。内镜下经泪前隐窝入路至翼腭窝、颞下窝，能显露整个翼腭窝及大部分颞下窝内的结构，可避免鼻腔外侧壁结构的部分切除，但当切除颞下窝肿瘤时，内镜下经泪前隐窝入路可操作空间受限。内镜下改良 Denker 入路是将传统 Denker 术式的唇龈切口改良为鼻内梨状孔缘切口，避免患者面容受损，在视野暴露和可操作空间方面具有一定优势。

4．内镜下垂体及鞍上手术　1992 年，Jankowski 首次描述了利用鼻内自然通道来开放蝶窦的内镜垂体手术，近年来，累及垂体及鞍上部位的肿瘤，选择内镜下切除已经得到普遍认可[20-22]。

（1）手术方式：内镜经鼻蝶窦入路为垂体肿瘤经典术式。内镜下术者应先沿鼻腔在后鼻孔上方蝶筛隐窝处向上垂直移动 1～1.5cm，在上鼻甲与鼻中隔之间找到蝶窦开口，找到蝶窦开口后用 Kerrison 咬钳在蝶窦开口处向内侧咬除、扩大，咬除蝶窦腹侧壁骨质观察蝶窦腔及其中的隔，在内镜下扩大蝶窦开口进入蝶窦腔。进入蝶窦腔内可显示蝶窦内的纵隔，去除纵隔后显示蝶窦后壁骨性标志。用高速磨钻磨开鞍底骨质，显露鞍底硬脑膜组织，Kerrison 咬钳等器械扩大鞍底骨窗充分暴露鞍底硬脑膜，用刀切开鞍底硬脑膜，肿瘤从鞍内溢出，用肿瘤采取钳等器械去除肿瘤[8]。

（2）适应证：对于累及垂体及鞍上部位的肿瘤，可选择内镜下切除术。

（3）优缺点：经鼻内镜入路切除垂体及鞍上肿瘤最大的优势是降低鼻内并发症，并提供良好的手术视野。相比显微镜，内镜下的视野是全景视野，有助于辨认蝶窦内重要的解剖标志。同时，成角度镜还能观察蝶鞍范围内以外的肿瘤，提高术者完整切除肿瘤的能力，进而减少肿瘤的复发概率。

5．内镜经鼻前颅底切除术　鼻内镜前颅底手术是鼻内镜手术的新进展，手术前应对每个前颅底肿瘤的患者做充分的术前评估，确定内镜手术的可行性。

（1）手术方式：彻底开放蝶窦和筛窦，暴露颅底。完全开放双侧筛窦，确认筛前动脉及筛后动脉位置，将其直视下电凝或结扎，如果需要暴露整个颅底，就需要改良内镜下 Lothrop 手术最大限度开放额窦。再分离并切除前颅底部分的颅中隔，暴露从额窦至垂体窝前壁的整个颅底，外侧达眶纸板。行改良内镜下 Lothrop 手术，经鼻中隔窗口，开放双侧额窦口，切除额窦间隔，实现额窦窦口最大限度开放。分离并切除前颅底部分的鼻中隔，咬切钳将鼻中隔颅底附着处切断，打开筛板及硬脑膜，用磨钻从额隐窝或额窦后壁前后磨除骨质，去除嗅沟骨质表面的软组织，将鸡冠磨成蛋壳状，以便去除时不损伤大脑。硬脑膜表面电凝止血，手术刀切开硬脑膜，将其分块切除，最后使整个颅底落入鼻腔，将肿瘤自蛛网膜分离并切除。完成此类手术，需要"双术者技术"，如果有条件也可以使用内镜夹持臂辅助术者操作。

（2）适应证：内镜下入路除了广泛应用于前颅底区域内脑脊液漏、黏液囊肿、脑膜脑膨出等疾病的手术，对于侵犯颅内的鼻腔良、恶性肿瘤的手术，如：骨瘤、内翻性乳头状瘤、嗅沟脑膜瘤、嗅神经母细胞瘤以及侵犯前颅底的鼻腔鼻窦恶性肿瘤可选择内镜入路，不是所有前颅底肿瘤都适应于内镜手术，如果肿瘤累及嗅区，肿瘤很可能沿着嗅丝向颅内侵犯，应该采用颅－鼻联合径路手术。如果肿瘤累及硬脑膜时，也应当采用颅－鼻联合入路手术。必要时，神经外科和鼻科联合的根治性切除是合理的选择[23-24]。

（3）优缺点：对于经过选择的患者来说，内镜手术可以达到与颅面联合手术相近的结果，二者具有相近的生存期和局部复发率。内镜手术的患者，避免了非受累组织的切除和面容的破坏。此外，对于那些因为医学或者其他原因不能或不愿意接受标准颅－面联合入路手术的患者，内镜手术为他们提供了另一个选择。

在过去的十年里，鼻内镜手术对于某些特定的患者，治疗方法已经成为一种可行的替代方法。且有效减少手术时间、住院时间，降低并发症发生率，减少后遗症，提高患者术后生活质量。但专家学者们也指出单纯鼻内镜手术切除仍然局限在较早期或鼻腔内的癌肿病例，对于晚期的病例仍需要在内镜经鼻入路并结合开颅入路更好的处理颅内病变。

因此术者不能拘泥于内镜技术，而应该在充分遵循肿瘤学原则的基础上灵活应用内镜技术与开放技术，内镜技术和开放技术都是处理鼻腔鼻窦肿瘤术者必须掌握的技术。

二、新近手术技术

（一）等离子射频技术

等离子射频技术是新型的微创疗法，其工作原理是借助等离子体薄层打断分子键，将蛋白质等生物大分子直接裂解成氧气、二氧化碳、氮气等气体，从而以微创的方式完成对组织切割、消融和止血等多种功能。这项技术结合鼻内镜治疗，在较低温度下进行组织切除时，瘢痕收缩引起的局部止血和低温热效应可减少出血，在短时间内进行止血与吸引，使手术视野更加清晰，有效避免周围组织的损伤，完整切除病变组织。与此同时，通过减少深层组织的损伤或软组织的热损伤，在有效减少组织损伤时也可减轻术后疼痛水肿，等离子射频在消融组织时周围有大约 0.5cm 左右的作用效应，联合术中电凝烧灼基底及切缘可防止肿瘤复发。因此与传统鼻部手术相比，鼻内镜下等离子射频手术的创伤更低、疼痛更轻并改善嗅觉功能，并发症更少，在促进患者康复中效果更加显著等优点。

对于早期肿瘤，侵犯鼻腔为主，主要侵犯软组织肿瘤[25]，应用等离子手术效果较好。对于神经鞘瘤[26]，因等离子射频刀热效应小，对神经损伤小，是解剖周围神经组织的最佳选择，如果侵犯鼻窦骨组织，则需要动力切割系统辅助下完全开放鼻窦，清除骨性间隔，完全消融切除软组织病变。

（二）机器人手术

在过去的十年里，机器人手术对多个外科领域产生了重大影响，在头颈部领域经口机器人手术（transoral robotic surgery，TORS）已被证明是安全的，可应用于口咽、下咽、声门上和声门多个区域良恶性肿瘤处理。机器人手术与传统手术相比具有许多优点，包括三维可视化、无震颤手术能、够将大的宏观运动转化为精细的精确解剖以及双手手术等，这些都有利于切除鼻窦和侧颅底局限空间的恶性肿瘤。然而，缺乏触觉反馈、缺乏可用的钻头和切骨器械以及成本等问题成为普及机器人鼻窦和侧颅底手术的主要障碍。目前其唯一接受的适应证是鼻咽恶性肿瘤[27]。随着未来设备及技术的进步，机器人手术在耳鼻咽喉区域应用会更加广泛。

参考文献

[1] 柳端今. 鼻侧切开术及其变通术式. 中华耳鼻咽喉科杂志, 1990,（03）: 188

[2] 冯德航. 鼻侧切开术结合鼻内镜辅助治疗上颌窦癌患者的临床效果探讨. 系统医学, 2019, 4（10）: 30-32

[3] 孙文忠, 徐志文. 面中部掀翻及其改良术. 广西医学, 2006,（11）: 1738-1740

[4] 王振霖, 张秋航. 鼻外科学. 1版. 北京: 科学出版社, 2019

[5] 王鹏举, 柯赛雄, 刘灵文, 等. 颅面联合径路切除侵犯前颅底的鼻腔鼻窦肿瘤. 临床耳鼻咽喉头颈外科杂志, 2010, 24（09）: 420-421

[6] LUND V J, STAMMBERGER H, NICOLAI P, et al. European positionpaper on endoscopic management of tumours of the nose, paranasal sinuses and skull base. Rhinol Suppl, 2010, 22: 141-143

[7] 姜泗长, 顾瑞, 杨伟炎, 等. 耳鼻咽喉 – 头颈外科手术学. 2版. 北京: 人民军医出版社, 2005

[8] 王直中, 高志强, 陈晓巍等. 耳鼻咽喉头颈外科手术彩色图解. 南京: 江苏科学技术出版社, 2013: 188-194

[9] SIMAL-JULIÁN J A, MIRANDA-LLORET P, PÉREZ DE SAN ROMÁN MENA L, et al. Impact of multilayer vascularized reconstruction after skull base endoscopic endonasal approaches. J Neurol Surg B Skull Base, 2019, 81(2): 128-135

[10] CHATELET F, SIMON F, BEDARIDA V, et al. Surgical management of sinonasal cancers: A comprehensive review. Cancers (Basel), 2021, 13(16)

[11] BESWICK DANIEL M, HWANG PETER H, ADAPPA NITHIN D, et al. Surgical approach is associated with complication rate in sinononasal malignancy: A multicenter study. Int Forum Allergy Rhinol, 2021, 11(12): 1617-1625

[12] KOUCKY V, KALFERT D, KODETOVA NOVAKOVA D, et al. Low-grade fibromyxoid sarcoma of the maxillary sinus. Biomed Pap Med Fac Univ Palacky Olomouc Czech Repub, 2021, 165(3): 342-345

[13] LI J, WANG M, LI W, et al. Inflammatory pseudotumor in the nasal cavity and sinuses: A case report and associated literature review. ENT-EAR NOSE THROAT, 2020, 100(10_suppl): 897S-901S

[14] KIM D J, KIM S D, KIM S H, et al. Endoscopic removal of huge cholesterol granuloma in the maxillary sinus confused with odontogenic keratocyst. J Craniofac Surg, 2020，31(2): 507-509

[15] NAKAYAMA T, TSUNEMI Y, KUBOKI A, et al. Prelacrimal approach vs conventional surgery for inverted papilloma in the maxillary sinus. Head Neck-J Sci Spec, 2020, 42(11): 3218-3225

[16] 黄正贤，黄国栋，李维平. 翼腭窝区临床解剖与手术入路的研究现状. 中国临床神经外科杂志, 2021, 26（05）: 377-379-384

[17] 别远志，孙敬武，孙家强，等. 内镜下鼻腔泪前隐窝 – 上颌窦入路切除翼腭窝肿瘤. 中华耳鼻咽喉头颈外科杂志, 2012（01）: 26-29

[18] 方新运，狄广福，周伟，等. 经泪前隐窝入路至翼腭窝和颞下窝的内镜解剖学研究. 中华神经外科杂志, 2021, 37（1）: 71-74

[19] 石照辉，乔莉，陈晓栋，等. 侵犯翼腭窝、颞下窝肿物的内镜手术入路选择. 中国口腔颌面外科杂志, 2017, 15（1）: 51-55

[20] SILVEIRA-BERTAZZO G, MANJILA S, CARRAU R L, et al. Expanded endoscopic endonasal approach for extending suprasellar and third ventricular lesions. ACTA NEUROCHIR, 2020, 162(10): 2403-2408

[21] ISMAIL M, ZIDAN W, HAMEAD K, et al. Endoscopic transsellar transdiaphragmatic approach for extensive suprasellar pituitary macroadenomas. Am J Otolaryngol, 2021, 42(1): 102808

[22] JIN Z, WU X, WANG Y. Clinical study of endoscopic treatment of a sellar pituitary adenomas with sellar diaphragm defect. BMC Neurol, 2020, 20(1): 129

[23] MARTINEZ-PEREZ R, REQUENA LC, CARRAU RL, et al. Modern endoscopic skull base neurosurgery. J NEURO-ONCOL, 2021, 151(3): 461-475

[24] SETTY P, FERNANDEZ-MIRANDA J C, WANG E W, et al. Residual and recurrent disease following endoscopic endonasal approach as a reflection of anatomic limitation for the resection of midline anterior skull base meningiomas. Oper Neurosurg, 2021, 21(4): 207-216

[25] LONG X, LI Z, LIU Y, et al. Clinical application of low-temperature plasma radiofrequency in the treatment of hemangioma in nasal cavity, pharynx and larynx. Ent-Ear Nose Throat, 2021, 1455613211062443

[26] BIE X, WANG J, SUN X, et al. Combined application of endoscope and low-temperature plasma knife in the excision of nasal septal schwannoma. ENT-Ear Nose Throat, 2019, 99(2): 111-113

[27] HACHEM R A, RANGARAJAN S, BEER-FURLAN A, et al. The role of robotic surgery in sinonasal and ventral skull base malignancy. OTOLARYNG CLIN N AM, 2017, 50(2): 385-395

第二节　放射治疗

虽然手术是治疗鼻腔鼻窦肿瘤主要治疗手段，对于鼻腔鼻窦恶性肿瘤确诊时多为局部晚期，据资料统计 T_3、T_4 期鼻腔鼻窦恶性肿瘤占 65% 左右，因此实现广泛的手术切除和清晰的切缘仍是一个挑战。当肿瘤不能完全切除时，放疗通常被认为是一种明确的治疗方式，可以最大地提高肿瘤局部区域控制率，同时又尽可能地保留正常组织、器官功能。

一、放射治疗技术

在技术方面放射治疗主要包括常规放射治疗、三维适形与调强放射治疗、立体定向放射外科及立体定向放射治疗和荷电粒子放疗。

（一）常规放疗技术

常规放疗技术在临床上应用多年，主要采用普通模拟定位机透视下定位，钴 60 或直线加速器进行治疗的技术，每周放疗 5 次，每日一次，每次 1.8～2Gy 连续照射。总的治疗剂量根据病理类型、临床分期等因素决定，一般术前放疗剂量 50～60Gy/5～6 周，如有眼眶或上颌窦后壁破坏，总剂量争取达到 60～70Gy/6～7 周，术后 60Gy/6 周。术后放疗亚临床病灶给予 60Gy/ 周，如有肿瘤残存根据肿瘤大小及病理等情况，缩野加量到 66～70Gy。根治性放疗，根据肿瘤大小，病理类型等情况给予 70～80Gy/7～8 周，未分化癌和低分化癌对放疗敏感，总剂量可给予 70Gy/ 周[1]。因鼻腔鼻窦毗邻眼球、腮腺、脑实质等重要结构，常规技术很难保证靶区满意剂量下避开周围正常组织。

（二）调强放射治疗

随着计算机及影像技术发展，传统的放射治疗已逐渐被调强放射治疗（intensity modulated radiotherapy，IMRT）所取代，因为 IMRT 能提高靶区覆盖剂量同时降低放疗毒性有利于视觉和大脑结构器官保留[2]。

1. 调强放疗技术

（1）术前放疗剂量：95%PGTVp、GTYnd59.36～64.4Gy/2.12～2.3Gy/28F；95%PTV50.96～56Gy/1.82～2.0Gy/28F（对于上颌窦后壁受侵或腺样囊腺癌术前放射剂量不应低于 60Gy）。

（2）术后放疗剂量：95%PGTVp、PGTVtb、GTVnd63.6～69Gy/2.12～2.3Gy/30F；95%PTV54.6～60Gy/1.82～2.0Gy/30F；如术后肿瘤残存或切缘阳性按照根治性放疗处理。

2. 根治性放疗剂量　95%PGTVp69.96～75.9Gy/2.12～2.3Gy/33F、95%GTVnd69.96Gy/2.12Gy/33F；95%PTV1 60.06～66Gy/1.82～2.0Gy/33F，95%PTV2 50.96～56Gy/1.82～2.0Gy/28F。一些系列研究还表明，IMRT 改善了生存率（60% vs.72%，P=0.02），降低毒性。由于 IMRT 对肿瘤需要较高的根治剂量，与周围正常组织的剂量限制之间存在

矛盾，使用 IMRT 进一步改善对该疾病的局部控制似乎很困难。

（三）立体定向放射治疗和立体定向放射外科

从概念上讲，立体定向放射治疗（stereotactic body radiation therapy，SBRT）和立体定向放射外科（stereotactic radiosurgery，SBS）与 IMRT 相似，但是每个照射部位剂量更高，剂量梯度更大，总共是 1 ~ 5 次治疗。过去，这些高度适形的治疗方法仅限于伽玛刀和射波刀等专业平台，现在现代线性加速器可以达到类似的精度。因为需要覆盖大的选择性区域，并考虑到每部分较高剂量的过量晚期毒性，即低分割，SBRT 的使用并不适用于大多数鼻窦和颅底肿瘤的初级治疗。对于再照射和小的颅底肿瘤可能有作用[2]。

（四）荷电粒子（质子或碳离子）放疗

荷电粒子（质子或碳离子）放疗近几年才被应用，能保持好的靶区覆盖的同时可以进一步降低周围区域的辐射剂量，更有利于降低放疗毒性。研究显示与调强质子治疗相比，患者 5 年生存率更高[3][4]。鼻腔鼻窦癌被美国放射肿瘤学协会列入"质子束治疗模式政策"中的第一组指征。Yojiro 等报道了一例质子束治疗晚期蝶窦癌伴垂体功能减退的长期生存病例，在质子束治疗前，患者出现垂体功能减退，给予氢化可的松和左甲状腺素患者缓解。在治疗垂体功能减退症期间，使用奈达铂和氟尿嘧啶进行质子束治疗。对于接受总剂量为 81.4Gy RBE 的肿瘤，每日 PBT 分数为 2.2 相对生物学有效性，患者在没有手术或化疗的情况下治疗 8 年后仍处于完全缓解状态。由于该治疗技术的复杂性，质子放疗费用昂贵，相关费用尚未覆盖我国的公共医疗保险，因而在我国目前难以广泛推广应用[5]。

二、放射治疗策略

（一）术后放疗

放射治疗最常应用的策略是在手术后行放射治疗，术后放疗不仅可以杀死残存的肿瘤细胞，减少复发率，且在手术切除不彻底或难以完整切除恶性病变中扮演重要作用，大多数专家认为手术后放疗是治疗的首选方式，与单纯手术治疗的患者相比，接受手术加放疗的患者明显降低局部复发率。Yin 等报道手术联合放疗 5 年的总体生存率范围为 65% ~ 75%。单纯手术为 48% ~ 78%，单纯放疗为 29% ~ 54%[6]。

对于鼻腔鼻窦恶性肿瘤局部晚期，切缘阳性或安全界不够，多发淋巴结转移或淋巴结包膜外受侵，颈部软组织受侵或周围神经受侵，脉管瘤栓以及病理属高度恶行者，无论病期早晚或手术切除情况均常规术后放疗。术后放疗一般建议在术后 2 ~ 4 周开始，最迟不应超过 6 周，以免由于术后间隔时间过长，术区瘢痕形成造成局部血运变差或肿瘤细胞再次快速增殖，降低放疗敏感性及术后放疗疗效[7]。

（二）术前放疗

对于瘤体侵蚀范围较大，难以完整切除的恶性肿瘤，专家学者们推荐行术前放疗以缩小瘤体，尽量使瘤体周围血管、淋巴管闭塞，为手术创造有利条件，除此之外在某些情况下，如椎前筋膜浸润、腮腺浸润、低分化肿瘤，即使临床上阴性，也应考虑对淋巴结进行预防性照射。

（三）颈部放疗

对于颈部是否需要放疗，一般当病变侵犯鼻咽、口咽等淋巴组织较丰富的结构时或局部晚期（如 T_4 病变），病理为未分化或低分化鳞状细胞癌，术后复发的病变，术后证实有淋巴结广泛转移或淋巴结包膜外受侵的病变应考虑颈部放疗，此外对于鼻腔鼻窦畸胎癌肉瘤，因术后患者出现颈淋巴结复发率较高，因此术后选择性颈淋巴结放疗也应用于鼻腔鼻窦畸胎癌肉瘤治疗，以降低淋巴结及远处转移风险。

尽管放射治疗在鼻腔鼻窦恶性肿瘤治疗中已得到肯定，在肿瘤局部复发研究中发现大多数复发发生在最佳照射区域。因此需要外科医师和放射治疗师之间密切合作，确定风险区域并及时调整治疗，更好地改善局部区域控制率[8]。

参考文献

[1] 万经海，徐震纲. 颅底肿瘤外科学. 北京：人民卫生出版社，2017

[2] WANG KYLE, ZANATION ADAM M, CHERA BHISHAMJIT S. The role of radiation therapy in the management of sinonasal and ventral skull base malignancies. Otolaryngol Clin North Am, 2017, 50(2): 419-432

[3] LI G, QIU B O, HUANG Y X, et al. Cost-effectiveness analysis of proton beam therapy for treatment decision making in paranasal sinus and nasal cavity cancers in China. BMC Cancer, 2020, 20(1): 599

[4] KOTO M, DEMIZU Y, SAITOH J I, et al. Defnitive carbonion radiation therapy for locally advanced sinonasal malignant tumors: Subgroup analysis of a multicenter study by the Japan Carbon-Ion Radiation Oncology Study Group (J-CROS). Int J Radiat Oncol Biol Phys, 2018, 102(2): 353-361

[5] YOJIRO I, MOTOHISA S, HISASHI Y, et al. A long-term survival case with proton beam therapy for advanced sphenoid sinus cancer with hypopituitarism. Int Cancer Conf J, 2021, 11(1): 75-80

[6] YIN Z Z, GAO L, LUO J W, et al. Long-term outcomes of patients with esthesioneuroblastomas: A cohort from a single institution. Oral Oncol, 2016, 53: 48-53

[7] LUND V J, CLARKE P M, SWIFT A C, et al. Nose and paranasal sinus tumours: United Kingdom National Multidisciplinary Guidelines. J Laryngol Otol. 2016, 130(S2): S111-S118.

[8] YAZAN A S, SOPHIE R, TRUNG N D, et al. Descriptive analysis of recurrences of nasal intestinal-type adenocarcinomas after radiotherapy. Head Neck, 2022, 44(6): 1356-1367

第三节　化学药物治疗

对于多数鼻腔鼻窦恶性肿瘤，化学药物治疗（简称"化疗"）并非首选，因其毒性大、疗效不明确，目前尚无针对不同病理类型的化疗方案，临床上作为姑息治疗外并不单独使用，多用于对手术治疗、放射治疗不适用或是已不能控制癌变的晚期患者及远处转移患者，化疗可作为重要的辅助治疗。

一、常用的化疗方式

化疗的方式有辅助化疗、新辅助化疗（也称诱导化疗）、同步放化疗和动脉灌注化疗。化疗药物的选择以顺铂为主，还包括氟尿嘧啶、紫杉醇、异环磷酰胺和长春新碱等。

（一）新辅助化疗

新辅助化疗是在手术前给予辅助化疗。对于晚期鼻腔鼻窦恶性肿瘤患者或者肿瘤巨大不可完全切除者治疗是有帮助的，可以使肿瘤退缩，形成界限，为手术治疗创作有利条件，减缓癌细胞传代，减少转移机会，在治疗中具有重要意义。此外对于鼻腔鼻窦肿瘤侵及眼眶患者，有研究显示诱导化疗可以在不影响肿瘤结果的情况下保留眼眶。以多西他赛＋氟尿嘧啶＋顺铂为主的诱导化疗方案能够降低晚期鼻腔鼻窦的 T 分期，为晚期鼻腔鼻窦恶性肿瘤提供保留眼球的机会[1]。

（二）同步放化疗

同步放化疗是在放射治疗的同时使用化疗。多用于机体状态尚可的患者，鼻腔鼻窦恶性肿瘤同步放化疗的研究很少。总体上研究显示对于晚期鼻腔鼻窦恶性肿瘤行同步放化疗，患者总生存率未见明显提高[2]。Kang[3] 等对同步放化疗与手术后放疗加 / 不加辅助化疗的晚期上颌窦癌进行比较研究发现，两种治疗方式的 5 年总生存率为 64.8%，但是手术组比同步放化疗组有更好的肿瘤无进展生存率和总生存率。

（三）动脉灌注化疗

动脉灌注化疗是一种诱导肿瘤细胞坏死，减轻手术或全身放疗对患者生命质量影响的方法。因鼻窦肿瘤由上颌动脉供血，尤其适合此途径，上颌窦癌动脉灌注化疗是利用介入方法经股动脉或颞浅动脉逆行至上颌动脉置管，动脉内给药。常用药为：顺铂、氟尿嘧啶、紫杉醇等，常用的顺铂给药浓度为 $100 \sim 150 mg/m^2$，$2 \sim 4$ 个周期[4]。

二、常见鼻腔鼻窦恶性肿瘤的化疗

（一）鳞状细胞癌

由于鳞状细胞癌对放疗中度敏感，手术和放疗为其治疗支柱。近些年，诱导化疗也显示出巨大的潜力，成为局部晚期鳞状细胞癌患者的有效辅助手段。顺铂和氟尿嘧啶是被公认为有效的化疗药物，也可在此基础上加上紫杉醇增强化疗效果[5]，或者每周一次的西妥昔单抗、卡铂和紫杉醇也被显示诱导耐受性和安全性良好[6]，对于肿瘤累及眼眶患者，诱导化疗可以在不影响肿瘤结果的情况下保留眼眶[1]，此外最新报道显示与手术后辅助治疗相比，进行诱导化疗后接受手术或放化疗的患者显示总生存期会更高[7][8]。

（二）腺样囊性癌

现有的共识不推荐化疗为首选方案，化疗仅用于无法手术、放疗后局部复发以及远处转移等晚期患者，当疾病进展迅速或症状明显时，可考虑行姑息性化疗。目前最常用的联合化疗方案为 CAP 方案（环磷酰胺 + 多柔比星 + 顺铂），然而 CPA 方案毒性较大，难以被推荐为标准疗法。

多数文献报道化疗总体上对腺样囊性癌预后无明显效果。2018 年 Takebayashi[9] 等报道了在日本 11 家机构进行的多中心研究来确定头颈部腺样囊性癌预后因素，结果显示接受化疗的头颈部腺样囊性癌患者相对于未化疗者，5 年生存率并未明显改善（87%∶80.4%，P=0.884），而在使用足够的术后放射治疗（≥60Gy），患者总生存率和局部区域控制率以及病理手术切缘无远处转移率方面有显著差异，再次证实足够的放疗可有效预防手术切除后的局部复发。

（三）腺癌

对于鼻窦早期腺癌手术为其首选治疗方案，术后放疗为晚期和高级别腺癌最佳治疗方案。化学治疗并不能提供生存优势。2020 年 Shay[10] 等报道了一项通过回顾性数据库分析检查人口统计学、肿瘤特征和治疗方式来调查低级别和高级别鼻窦腺癌之间生存差异研究。这项调查是迄今最大的一项分析治疗方式与总生存期关系的调查。结果显示手术仍然是鼻窦腺癌治疗的重中之重，放疗为高级别鼻窦腺癌提供了额外的生存益处，化疗与提高生存率无关。

（四）未分化癌

对于未分化癌目前尚无有效治疗措施，考虑其化疗敏感性，诱导化疗后进行化疗或手术后进行放化疗是治疗未分化癌的一种有希望治疗策略[11]。London 等 [12] 研究诱导化疗在鼻窦未分化癌（sinonasal undifferentiated carcinoma，SNUC）中的新生作用，使用 TPF（多西他赛、顺铂、氟尿嘧啶）诱导化疗，结果显示接受 TPF 诱导化疗和同步放化疗的患者未出现疾病迹象，提示 TPF 诱导化疗可能是一种机构趋势。此外有研究以铂为基础的顺铂和依托泊苷为诱导化疗方案，结果显示在诱导化疗反应良好的患者中，通过明确的化疗和放疗可提高生存期，而在诱导化疗反应不佳的患者中，手术被证明是疾病控制的首选方法[13]。

（五）恶性黑色素瘤

2022 年最新黑色素瘤诊疗指南对于黏膜黑色素瘤治疗方案为确诊后尽早行原发灶扩大切除术，并辅以化疗、放疗、免疫治疗等综合治疗。传统的化疗药物包括达卡巴嗪、替莫唑胺、紫杉醇、福莫司汀、白蛋白紫杉醇、卡铂和顺铂等，在黑色素瘤中单药或联合用药有效率均很低，此次指南化疗推荐方案为替莫唑胺联合顺铂辅助化疗 6 周期延长无复发生存时间，辅助大剂量干扰素、辅助 PD-1 单抗可作为备选，但总体改善无复发生存时间不如辅助化疗，对于晚期黏膜黑色素瘤，可考虑化疗联合抗血管生成药物，BRAF 抑制剂（维莫非尼、达拉非尼）±MEK 抑制剂（曲美替尼）是重要选择，正在临床研究中的 PD-1 单抗联合阿西替尼未来有望成为标准方案。

（六）鼻型结外 NK/T 细胞淋巴瘤

对于鼻型结外 NK/T 细胞淋巴瘤，美国国家综合癌症网络（National Comprehensive Cancer Network，NCCN）支持的首选方法是推荐适合接受放化疗的患者进行放化疗。对于不适合接受化疗检查的 I/II 期局限性鼻部疾病患者和老年低危患者，单独放疗（50～55Gy）仍然是一种选择。以往标准化疗通常采用 4～6 个疗程的含蒽环类化疗方案如 CHOP（环磷酰胺、阿霉素、长春新碱和泼尼松）作为化疗方案。然而，采用 CHOP 治疗方案，患者 5 年总体生存率不足 20%，无病生存期约为 15%。目前使用不含蒽环霉素基于铂或左旋天冬酰胺酶方案增强了化疗在治疗鼻型结外 NK/T 细胞淋巴瘤有效性，方案如 DeVIC（地塞米松、依托泊苷、异环磷酰胺、卡铂）、DICE（地塞米松、异环磷酰胺、顺铂、依托泊苷）、GDP（吉西他滨、地塞米松、顺铂）、LVP（左旋天冬酰胺酶、长春酰胺和泼尼松龙），GELOX（吉西他滨、左旋天冬酰胺酶和奥沙利铂），SMILE（地塞米松、甲氨蝶呤、异环磷酰胺、左旋天冬酰胺酶和依托泊苷）和 AspaMetDex（左旋天冬酰胺酶、甲氨蝶呤和地塞米松）。2/3 DeVIC 和 GELOX 对 I/II 期鼻部疾病的化疗表现满意，建议作为一线治疗。对于晚期、难治性、复发或非鼻部疾病，SMILE 和其他含左旋天冬酰胺酶的治疗方案在这一患者亚群的结果仍不理想。此外，SMILE 具有极高的毒性，41%～92% 的患者出现骨髓抑制（中性粒细胞减少和血小板减少），60% 的患者出现严重感染，17% 的患者出现肾毒性，在晚期/难治性病例中，高达 7% 的患者出现治疗相关死亡率。含铂化疗方案联合放疗（50Gy）在早期使用，导致 93% 的患者出现 3/4 级中性粒细胞减少，30% 的患者出现放射性相关黏膜炎（3 级），因此，特别是对于老年患者需要加强支持治疗[14]。

总体上对鼻腔鼻窦恶性肿瘤化疗剂量及方案不统一，且由于病例数较少，随访时间有限，需进一步的研究来获得更可靠的结果。

参考文献

[1] KHOURY T, JANG D, CARRAU R, et al. Role of induction chemotherapy in sinonasal malignancies: a systematic review. Int Forum Allergy Rhinol, 2019, 9(02): 212-219

[2] HOPPE B S, NELSON C J, GOMEZ D R, et al. Unresectable carcinoma of the paranasal sinuses: outcomes and toxicities. Int J Radiat Oncol Biol Phys, 2008, 72(3): 63-769

[3] KANG J H, CHO S H, KIM J P, et al. Treatment outcomes between concurrent chemoradiotherapy and combination of surgery, radiotherapy, and/or chemotherapy in stage Ⅲ and Ⅳ maxillary sinus cancer: multi-institutional retrospective analysis. J Oral Maxillofac Surg, 2012, 70(7): 1717-1723

[4] 万经海，徐震纲. 颅底肿瘤外科学. 北京：人民卫生出版社，2017

[5] ABDELMEGUID A S, TEERAMATWANICH W, ROBERTS D B, et al. Neoadjuvant chemotherapy for locoregionally advanced squamous cell carcinoma of the paranasal sinuses. Cancer, 2021, 127(11): 1788-1795

[6] MURR A T, LENZE N R, WEISS J M, et al. Sinonasal squamous cell carcinoma survival outcomes following induction chemotherapy vs standard of care therapy. Otolaryngol Head Neck Surg, 2022, 1945998221083097

[7] FARRELL N F, MACE J C, DETWILLER K Y, et al. Predictors of survival outcomes in sinonasal squamous cell carcinoma: an analysis of the National Cancer Database. Int Forum Allergy Rhinol, 2021, 11(06): 1001-1011

[8] LILLY G, GELTZEILER M. Induction Chemotherapy for Orbit Preservation in Sinonasal Squamous Cell Carcinoma. J Neurol Surg Rep, 2021, 82(3): e36-e37

[9] TAKEBAYASHI S, SHINOHARA S, TAMAKI H, et al. Adenoid cystic carcinoma of the head and neck: a retrospective multicenter study. Acta Otolaryngol, 2017, 138(1): 73-79

[10] SHAY A, GANTI A, RAMAN A, et al. Survival in low-grade and high-grade sinonasal adenocarcinoma: A national cancer database analysis. Laryngoscope. 2020, 130(1): E1-E10

[11] NOTICEWALA S S, MELL L K, OLSON S E, et al. Survival in unresectable sinonasal undifferentiated carcinoma treated with concurrent intra-arterial cisplatin and radiation. World J Clin Cases, 2015, 3(2): 191-195.

[12] LONDON N R, MOHYELDIN A, DAOUD G, et al. Sinonasal undifferentiated carcinoma: institutional trend toward induction chemotherapy followed by definitive chemoradiation. Head Neck, 2020, 42: 3197-3205

[13] AMIT M, ABDELMEGUID A S, WATCHERPORN T, et al. Induction chemotherapy response as a guide for treatment optimization in sinonasal undifferentiated carcinoma. J Clin Oncol, 2019, 37(6): 504-512

[14] SÁNCHEZ-ROMERO C, BOLOGNA-MOLINA R, PAES DE ALMEIDA O, et al. Extranodal NK/T cell lymphoma, nasal type: An updated overview. Crit Rev Oncol Hematol, 2021, 159: 103237

第四节　生物免疫及分子靶向治疗

随着对鼻腔鼻窦肿瘤分子机制的深入研究，生物免疫及分子靶向治疗也成为鼻腔鼻窦恶性肿瘤领域研究热点。

免疫治疗能阻断抑制免疫信号，增强对肿瘤的免疫反应，降低免疫逃逸。靶向治疗用于特定基因突变所致信号和通路异常，较化疗更精准，为鼻腔鼻窦肿瘤治疗带来了新的发展前景。

（一）鼻窦黏膜恶性黑色素瘤

目前免疫靶向治疗被认为是恶性黑色素瘤较有效的辅助治疗方法之一，尤其当有远处转移时，SNMM 的治疗通常需要结合免疫治疗。如 c-KIT 抑制剂伊马替尼和舒尼替尼，在黏膜黑色素瘤的特定患者中显示了潜在治疗希望。免疫调节治疗主要包括大剂量干扰素 α-2b 对提高患者生存率有一定帮助，美国食品药品监督管理局（Food and Drug Administration，FDA）批准长效 α 干扰素作为Ⅱb 期和Ⅲ期患者使用，通常联合化疗治疗。此外免疫检查点阻断疗法，如抗细胞毒性 T 细胞抗原 4 单克隆抗体（伊匹单抗）和抗程序性死亡 -1 抗体（antiPD-1）也是美国食品药品监督管理局批准的晚期恶性黑色素瘤的免疫疗法[1]。

（二）鼻窦鳞状细胞癌

在头颈部鳞状细胞癌中，免疫治疗已显示出显著的缓解率，这种肿瘤在组织学上与鼻窦鳞状细胞癌相似。2016 年，美国 FDA 批准使用派姆单抗和纳武单抗治疗复发性和转移性 HNSCC[2]。也可能考虑用于复发性鼻窦鳞状细胞癌的治疗，还有待进一步研究。

（三）鼻窦未分化癌

对于鼻窦未分化癌，美国 FDA 批准的双小分子 EGFR/HER2 抑制剂拉帕替尼抑制 HER2 信号通路，抑制细胞生长，提示 HER2 可能是一个有价值的分子靶点。

2020 年[3] 评估 *IDH2* 基因突变的特异性 SNUC 报道显示，36 个鼻窦未分化癌样本中有 11 个（31%）含有 IDH2 突变，尽管 *IDH2* 突变也发生在少数神经内分泌癌、高级别非肠道型腺癌和低分化鳞状细胞癌肿瘤中。该小组注意到，*IDH2* 突变病例具有更高的疾病特异性生存率，这一发现被 2021 年 Glöss 等研究证实，该研究强调了 *IDH2* 突变状态对鼻部肿瘤生物学的影响[4]。此外，Bell 等[5] 一项研究试图确定鼻窦未分化癌的免疫肿瘤基因表达特征。在下一代测序中，黑色素瘤的首选表达抗原（PRAME）———一种睾丸选择性肿瘤抗原，参与了干细胞、侵袭和转移的特性，被确定为鼻窦未分化癌中上调最多的基因，可能作为一个重要的免疫抑制靶点，为免疫靶向治疗提供新的理论依据。

（四）肠型鼻窦腺癌

Sán-chez-Fernández 等[6]首次将下一代测序应用于肠型鼻窦腺癌的基因突变筛查，总共在 70 个基因中发现了 223 个序列变体，在 PIK3CA、APC、ATM、KRAS、NF1、LRP1B、BRCA1、ERBB3、CTNNB1、NOTCH2CDKN2A 中发现了反复出现的体细胞序列变异，最常见的是 PIK3CA（5 例）、APC 和 ATM（4 例）以及 KRAS、NF1、LRP1B 和 BRCA1（3 例）。这其中 8 个是 FDA 批准的靶向治疗的生物标记物。大量体细胞基因变异影响 PI3K、MAPK/ERK、WNT 和 DNA 修复信号通路。因此原则上所有新诊断的 ITAC 患者可能受益于下一代测序检测，以指导特异性抑制剂药物的个体化治疗。此外 Meerwein 等[7]在研究其预后因素发现肿瘤出芽似乎是 ITAC 预后较差的独立预后因素。Re Massimo 等[8]对 43 例接受手术切除的 ITAC 患者进行基于下一代测序的 miRNome 分析表明，高水平的 miR-205 和 miR-34c/miR-449 簇表达与复发风险增加相关，多变量分析证实 miR-205 和 miR-449 的高表达是 ITAC 患者生存不良的独立预测因子。Schatz 等[9]通过计算机分析，评估了从 145 名患者获得的肿瘤样本和非肿瘤组织对照中 EIF2S1、EIF5A 和 EIF6 的蛋白质水平，并将这些结果与临床结果数据相关联，包括肿瘤部位、分期、辅助放疗和生存率，使用针对 EIF2S1 和 EIF6 的抗体进行的免疫组织化学分析证实了在蛋白质水平上的显著不同表达，提示 EIF2S1 和 EIF6 有望成为其候选治疗靶点，为生物免疫及靶向治疗提供理论依据。

（五）嗅神经母细胞瘤

文献中报道了多种嗅神经母细胞瘤遗传学和基因组改变，常见的发现包括 11 号染色体缺失和染色体 1p 增加与嗅神经母细胞瘤生存率低呈正相关，以及 *TP53* 基因改变是肿瘤最常见的突变。Classe 等人在 2019 年进行了一项研究[10]，他们证实了高 Ki67 增殖指数和肿瘤内浸润淋巴细胞升高与高级别嗅神经母细胞瘤相关性。此外，Ki67 增殖指数大于 25%，CD4/CD8 比值大于 2，与生存差相关，证实 Ki67 增殖指数和肿瘤浸润淋巴细胞是有利的预后标志物。Cracolici 等[11]2021 年最新报道了在嗅神经母细胞瘤中 SSTR2 染色明显高于组织学相关肿瘤，他们认为 SSTR2 可能是一个重要的嗅神经母细胞瘤诊断标志物。此外，针对免疫检查点途径的治疗方法可能适用于嗅神经母细胞瘤。

目前对于鼻腔鼻窦恶性肿瘤的分子靶点研究众多，但应用于临床的甚少。鼻腔鼻窦恶性肿瘤发病率低，大样本研究少见，治疗方面也越来越强调综合治疗，但最优综合治疗方案的选择尚有争议。随着靶向治疗、免疫治疗等的发展，随着多机构的持续努力，我们相信鼻窦肿瘤研究领域将实现更高的疾病控制，来改善这些罕见癌症患者的治疗结果。

参考文献

[1] SALARI B, FOREMAN R K, EMERICK K S, et al. Sinonasal mucosal melanoma: An update and review of the literature. Am J Dermatopathol, 2022, 44(6): 424-432

[2] VON WITZLEBEN A, WANG C, LABAN S, et al. HNSCC: Tumour antigens and their targeting by immunotherapy. Cells. 2020, 9(9): 2103

[3] RIOBELLO C, LO´PEZ-HERNÁNDEZ A, CABAL V N, et al. IDH2 mutation analysis in undifferentiated and poorly differentiated sinonasal carcinomas for diagnosis and clinical management. Am J Surg Pathol, 2020, 44(3): 396-405

[4] GLÖSS S, JURMEISTER P, THIEME A, et al. IDH2 R172 Mutations across poorly differentiated sinonasal tract malignancies: forty molecularly homogenous and histologically variable cases with favorable outcome. Am J Surg Pathol, 2021, 45(9): 1190-1204

[5] BELL D, BELL A, FERRAROTTO R, et al. High-grade sinonasal carcinomas and surveillance of differential expression in immune related transcriptome. Ann Diagn Pathol, 2020, 49: 151622

[6] RIOBELLO C, SÁNCHEZ-FERNÁNDEZ P, CABAL VN, et al. Aberrant signaling pathways in sinonasal intestinal-type adenocarcinoma. Cancers (Basel), 2021, 13(19): 5022

[7] MEERWEIN C M, BRADA M D, SOYKA M B, et al. Reappraisal of grading in intestinal-type sinonasal adenocarcinoma: Tumor budding as an independent prognostic parameter. Head Neck Pathol, 2022, 16(3): 670-678

[8] RE M, TOMASETTI M, MONACO F, et al. MiRNome analysis identifying miR-205 and miR-449a as biomarkers of disease progression in intestinal-type sinonasal adenocarcinoma. Head Neck, 2022, 44(1): 18-33

[9] SCHATZ C, SPRUNG S, SCHARTINGER V, et al. Dysregulation of translation factors EIF2S1, EIF5A and EIF6 in intestinal-type adenocarcinoma (ITAC). Cancers (Basel), 2021, 13(22): 5649

[10] CLASSE M, BURGESS A, EL ZEIN S, et al. Evaluating the prognostic potential of the Ki67 proliferation index and tumor-infiltrating lymphocytes in olfactory neuroblastoma. Histopathology, 2019, 75(6): 853-864

[11] CRACOLICI V, WANG E W, GARDNER P A, et al. SSTR2 expression in olfactory neuroblastoma: clinical and therapeutic implications. Head Neck Pathol, 2021, 15(4): 1185-1191

第五章　鼻腔鼻窦恶性肿瘤切除术护理常规

第一节　术前护理

一、护理评估

1．健康史的评估　评估患者的既往史，了解有无慢性病史、家族史、生活及居住环境，有无鼻部慢性疾病、良性肿瘤病史，是否接受过治疗、治疗的方式和效果，药物的种类、用法和剂量等[1]。评估患者的现病史见表5-1-1。

表5-1-1　不同部位肿瘤的主要症状

肿瘤部位	症状
鼻腔恶性肿瘤	单侧鼻塞、涕血等非特异性鼻部表现。
上颌窦恶性肿瘤	单侧脓血涕，面颊部疼痛或麻木感，单侧进行性鼻塞，单侧上颌磨牙疼痛或松动；向邻近组织扩散时可出现面颊部隆起、流泪、眼球移位、硬腭隆起、张口困难、头痛、耳痛、颈淋巴结转移等症状[2]。
筛窦恶性肿瘤	单侧鼻塞、血性鼻涕、头痛及嗅觉障碍，晚期肿瘤向邻近组织扩散时可出现眼球移位、复视、视力减退或失明；累及硬脑膜或侵入颅内，可有剧烈头痛。
额窦恶性肿瘤	额部胀痛、皮肤麻木及鼻出血等症状。
蝶窦恶性肿瘤	颅底、眼眶深部或枕部的顽固性头痛，常向颈后部放射。

2．安全评估　评估患者是否存在护理安全问题，包括患者有无复视、视力减退或失明；有无嗅觉障碍、张口困难；评估患者年龄、认知状况、自理能力等。

3．心理评估　了解患者职业、文化程度、经济状况及对疾病的认知程度；评估患者对自我形象紊乱的接受程度；综合评估患者的心理状况，如紧张、焦虑、恐惧等，给予患者有针对性的心理疏导。

二、护理要点

1．疼痛的护理——减轻患者疼痛，避免负面情绪　如患者出现疼痛，护士需观察患者疼痛的部位、性质及持续时间，保持室内环境安静，为患者提供良好的睡眠环境，尽可能减少不良因素的刺激，指导患者减少疼痛的方法，当疼痛不可耐受时，应立即报告医师，遵医嘱使用止痛药物，减少疼痛引起的不良情绪反应。

2．鼻出血的护理——积极配合医师，快速有效止血　鼻腔黏膜受肿瘤侵犯的患者，为避免血管破裂引起出血，嘱患者勿挖鼻或用力擤鼻，保持鼻腔黏膜湿润及大便通畅。如患者出现鼻腔出血，参见第二节鼻腔鼻窦恶性肿瘤术后鼻出血的护理。

3．安全护理——减少安全隐患，保证患者安全　颅底肿瘤患者常伴有视力下降、视野缺损等症状，易发生跌倒碰撞，为保证患者安全，床头桌椅应定点放置，病房及洗手间地面应保持清洁干燥[3]，外出检查时应有家属陪伴，同时应了解患者生活所需，满足其日常生活需求。

4．心理护理——了解患者心理状态，给予心理支持　术前应加强与患者的交流和沟通，评估患者的焦虑程度，鼓励患者说出不适的感受，引导患者正确宣泄不良情绪。叮嘱家属多对患者进行生活和情感支持，消除患者紧张情绪。介绍手术成功案例，讲解术后可能出现的不适及处理方法，提高患者的信任度，协助患者树立战胜疾病的信心。

5．手术禁忌——有严重内科疾病的患者应先行内科相关疾病的治疗　有高血压、糖尿病史的患者应遵医嘱观察患者血压、血糖情况，如有异常需请相应科室会诊进行调节，将血压、血糖控制平稳后，方可进行手术，必要时转科治疗。

参考文献

[1]　席淑新，赵佛容．眼耳鼻咽喉口腔科护理学．4版．北京：人民卫生出版社，2017

[2]　田勇泉．耳鼻咽喉头颈外科学．8版．北京：人民卫生出版社，2013

[3]　韩杰，杜晓霞．耳鼻咽喉头颈外科护理工作指南．北京：人民卫生出版社，2014

第二节　术后护理

一、护理评估

1．手术交接　患者安全返回病室后，遵医嘱给予相应卧位，护士及时与手术室工作人员进行交接，交接内容包括：患者皮肤完整性、各种管路情况、术区敷料情况。

2．病情评估　给予患者各项生命体征监测及吸氧，密切观察患者病情变化，如生命体征、意识状态、呼吸道情况；鼻腔填塞及术区渗血情况；有无鼻部、颅内、眼部等并发症。

3．术后不适症状评估　观察患者有无术后不适症状，如恶心、呕吐、腹胀、发热等。

二、护理要点

1．体位护理　患者全麻清醒后常规给予半卧位，以减轻患者鼻面部的充血肿胀。脑脊液鼻漏患者，需抬高床头15°~30°，以卧床休息为主，必要时遵医嘱绝对卧床，悬挂卧位标识，嘱患者应避免头部突然大幅度转动，以免影响修补部位的愈合。

2. 饮食护理 全麻清醒后 2~4h 无呛咳可进少量温凉清水，全麻清醒后 6h 可给予半流质饮食，逐渐过渡为普食，食物以高蛋白、高纤维素、易消化、清淡为宜，避免食用辛辣、刺激、生冷、过热及过硬的食物，鼓励患者少食多餐，如患者术后卧床时间较长，肠蠕动较差，应告知患者多食新鲜水果蔬菜，膳食搭配均衡，积极预防便秘。对于排便较差的患者，应每日顺时针按摩腹部，每次 10~15min，每日 3 次，同时多食香蕉、酸奶等食物，以加快肠道蠕动，3 日未排便的患者应及时向医师汇报，遵医嘱使用开塞露或缓泻剂促进排便。嘱患者在抽取鼻腔填塞物当日尤其注意进食，切勿在空腹状态下抽取填塞物。

3. 鼻腔渗血、出血护理 如患者术后鼻腔有少量渗血，应密切观察渗血的颜色、性质和量，嘱患者勿紧张，可给予鼻额部的冷敷，使血管收缩，以减少渗血；如鼻腔有鲜血不断流出和 / 或伴有鲜血从口中不停吐出时，则提示有活动性出血，护士应准确评估患者出血量，嘱患者有血液流向口腔时，要吐出切勿吞咽，密切观察患者面色、神志及生命体征的变化，发现休克早期症状及时处理。及时通知医师，遵医嘱给予止血药，协助医师进行鼻腔填塞，同时准备好抢救物品及药品，必要时急诊手术探查止血。止血处理结束后，嘱患者卧床休息，鼻额部给予冷敷，勿用力擤鼻及剧烈咳嗽，观察患者鼻腔填塞物的情况，是否有松动、脱落，观察鼻腔是否仍有活动性出血，如有异常及时通知医师进行处理。

4. 疼痛护理 评估患者疼痛部位及程度，适当给予鼻额部冷敷，遵医嘱给予镇痛药物 [1]；向患者解释疼痛的原因及可能持续的时间，以减轻患者焦虑、恐惧感；教会患者抑制打喷嚏的方法：深呼吸、舌尖顶住上颚、手指按压人中，避免鼻腔压力突然增加而引起伤口牵拉导致疼痛加剧；适当分散患者注意力，降低机体对疼痛的感受性，保持环境安静、舒适，避免外界刺激，促进患者睡眠，以减轻疼痛。

5. 并发症观察与护理

（1）眶及眶周并发症：术后应密切观察患者是否有眶及眶周并发症的出现，如有应立即报告医师，请相应科室会诊，及时给予治疗。同时安抚患者，耐心细致地做好解释工作，消除患者紧张焦虑情绪，使其以最佳状态配合治疗和护理。

1）视神经损伤：患者术后出现视野缺损、视力下降等症状时可能为视神经损伤。

2）内直肌损伤：患者术后出现眼球运动障碍。

3）中央眼动脉痉挛：引起视网膜血液灌注不足，术后患者出现视力下降；眶纸板或眶骨膜损伤：患者术后出现眶内血肿或气肿，表现为"熊猫眼"。

4）泪道损伤：患者可有少许出血，眼睑肿胀，溢泪症状较明显 [2]。

（2）颅内并发症

1）颅内血肿、气肿、脑膜膨出：患者可出现高热、剧烈头痛、恶心、喷射性呕吐、意识改变等脑膜刺激征及颅内高压的症状。如有则应立即报告医师给予相应治疗。

2）脑脊液鼻漏：患者鼻腔可有无色液体流出，液体滴于吸水纸上有较宽的淡黄色浸润圈，干燥后不结痂，低头时量增多等情况。如患者发生脑脊液鼻漏应协助患者卧床休息，取半卧位，抬高床头 15°～30°，必要时遵医嘱绝对卧床；指导患者保持鼻腔局部清洁，如有脑脊液渗出时应及时擦拭，禁止自行用棉球等物堵塞鼻腔，禁止使用滴鼻药物、勿挖鼻等以防止逆行感染；指导患者避免用力咳嗽、打喷嚏、擤鼻、过度低头等增加颅压的动作。

（3）感染：密切观察患者生命体征，尤其是体温的变化，注意观察术区分泌物的颜色、性质、量，及时发现感染征兆。遵医嘱使用抗生素，预防术区感染。保持口腔清洁，每日给予患者口腔护理两次，嘱患者进食后漱口。

（4）静脉血栓栓塞症：如患者患有恶性肿瘤且需长期卧床，则会增加下肢深静脉血栓形成的风险，术后护理人员应协助患者经常变换体位，指导患者做肢体主动运动和被动运动 [3]。近年来为了预防深静脉血栓形成，一种简便、经济、有效的锻炼方法——踝泵运动，被广泛应用。在进行踝泵运动时患者可采取平卧或半卧位，下肢呈伸直状态，进行背伸，即脚尖向上勾；再做跖屈，即脚尖向下伸；最后做踝关节 360° 环绕。背伸及跖屈动作维持 5s，每次 5～10min，踝关节环绕的速度为 30 次 /min，持续至少 5～10min，至少 3 次 /d。此外还可根据患者需求使用弹力袜预防下肢深静脉血栓的形成。

6．活动指导　患者意识清醒结束监测后，可遵循"下床三部曲"在家属协助下适当下床活动，即从床上坐起 1min，无头晕、乏力等不适，可在床边站立 1min，若无不适，可在病室内适当活动，勿剧烈运动。

7．鼻腔填塞指导　告知患者留置鼻腔填塞物的必要性及注意事项，指导患者张口呼吸，必要时可湿纱布敷于口唇部，以缓解患者不适。告知患者填塞期间不可自行抽出鼻腔填塞物，指导患者避免剧烈活动、情绪激动、尽量避免打喷嚏，以免鼻腔填塞物松动脱落引起出血。告知患者医师会根据病情分次逐渐撤出鼻腔填塞物，鼻腔填塞物撤出后勿用力擤鼻、挖鼻，保持鼻腔湿润。

参考文献

[1] 席淑新，赵佛容. 眼耳鼻咽喉口腔科护理学. 4 版. 北京：人民卫生出版社，2017

[2] 韩杰，杜晓霞. 耳鼻咽喉头颈外科护理工作指南. 北京：人民卫生出版社，2014

[3] 沈瑾婷，李少红. 当代护士. 2020，27（26）：84-87

第三节 出院指导

1. 鼻部护理 指导患者避免挤压、碰撞鼻部，勿用手挖鼻，纠正不良卫生习惯，保持鼻腔黏膜湿润。教会患者正确擤鼻方法：用手指按压单侧鼻孔轻轻擤出或将鼻涕吸入口中吐出。注意保暖，预防感冒，避免上呼吸道感染，冬、春季外出时应佩戴口罩，减少花粉、冷空气对鼻腔黏膜的刺激。

2. 治疗指导

（1）鼻腔喷药：喷鼻前要摇匀药液，在吸气时喷入，让药液随气流进入鼻腔，以防止药液流入咽腔刺激产生咳嗽、恶心等不适症状。喷鼻如果是患者自己操作一定要避开鼻中隔，进行交叉喷鼻，即右手喷左鼻，左手喷右鼻，以免引起鼻中隔穿孔等疾病[1]。

（2）鼻腔冲洗：鼻腔冲洗时力度不宜过大，如出现耳痛、耳闷等不适时，应立即停止冲洗，保持头低位，深呼吸，轻拍背部利于水从鼻腔或者口腔中排出；如出现鼻腔出血时，应立即停止冲洗，捏紧两侧鼻翼，局部给予冷敷，出血量较多时，应立即就医。

（3）复查：告知患者复查的重要性，指导患者按复查卡要求定期复查，以便医师了解手术创面恢复情况。部分恶性肿瘤患者，为了根治病灶需在术后行放化疗，以预防肿瘤的复发，此类患者更应按时复查，并及时去相应科室进一步治疗。术后出现视力减退的患者应定期复查视力。告知患者如有鼻出血、鼻部异常肿胀等不适症状时，应立即就诊。

3. 饮食指导 食物以高蛋白、易消化、清淡为宜，适当摄入高纤维素食物，保持大便通畅，忌烟酒、刺激性食物。增强机体抵抗力，促进术后康复。

4. 心理指导 嘱患者家属多给予患者关心、鼓励，加强沟通交流，注意患者心理动态，给予心理支持，使患者保持良好心态，建立战胜疾病的信心，促进疾病康复，提高患者生存率。

5. 禁忌项目 告知患者避免长时间弯腰，防止头面部充血，一个月内禁止用过热的水洗澡，禁止蒸桑拿及游泳，避免重体力劳动及剧烈运动[2]。指导患者勿用力咳嗽、打喷嚏，注意平卧时有无清水样液体流入口咽或经鼻部流出等，避免脑脊液鼻漏复发。

参考文献

[1] 韩杰，杜晓霞. 耳鼻咽喉头颈外科护理工作指南. 北京：人民卫生出版社，2014
[2] 田梓蓉，韩杰. 耳鼻咽喉头颈外科护理健康教育与康复手册. 北京：人民卫生出版社，2019

下 篇

病例解析篇

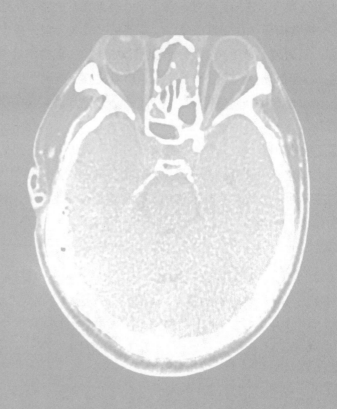

第六章　鼻腔鼻窦良性肿瘤和瘤样变病例解析

病例 1　鼻腔内翻性乳头状瘤

鼻腔鼻窦内翻性乳头状瘤（sinonasal inverted papilloma，SNIP）来源于鼻腔 schneiderian 上皮，是临床中常见的鼻腔鼻窦良性肿瘤之一，其发病率约占乳头状瘤的 70%，占鼻腔鼻窦肿瘤的 0.5% ~ 4%，每年发病率为 0.2 ~ 0.7/10 万[1]。有研究认为 SNIP 可能与人乳头状瘤病毒感染相关，增殖活性较高，具有局部侵袭、复发和恶变倾向，应属真正的上皮组织边缘性肿瘤或交界性肿瘤，有文献报道 SNIP 恶变为鳞状细胞癌（squamous cell carcinoma，SCC）的发生率为 7% ~ 10%[2]。SNIP 好发于筛窦、鼻腔外侧壁和上颌窦，国外小样本（40 例）观察显示，SNIP 根基部位最常见于筛窦（48.0%），其次为上颌窦（28.0%）、蝶窦（7.5%）、额窦（2.5%）、下鼻甲（2.5%）和鼻中隔（2.5%）。我国的多中心大样本观察显示 SNIP 根基部常见部位依次为：筛窦（44.2%）、上颌窦（27.8%）、额窦（12.8%）、蝶窦（8.1%）和鼻腔（7.1%）。与原发病变不同，术后复发 SNIP 的根基部常位于上颌窦（30%）、筛窦（27%）和额窦（23%）[3]。SNIP 以手术治疗为主，若肿瘤发生恶变时，则手术切除范围更具破坏性。

【病史摘要】

患者，男性，26 岁，因"发现鼻腔肿物 1 个月"入院。患者自述一个月前发现鼻腔肿物，约豆粒大小，触之不易出血，肿物反复破溃结痂，肿物进行性增大，无疼痛，偶有鼻塞及鼻腔出血。门诊诊断为"鼻腔肿物"，病程中无嗅觉减退，无视力异常，无面部麻木感。无发热，饮食、睡眠可，二便未见异常，体重无明显减轻。

SNIP 的好发年龄为 50 ~ 60 岁，男性多见，男女性别比例为 2 : 1 ~ 5 : 1。多单侧发病，一侧鼻腔出现持续性鼻塞，进行性加重，伴脓涕，或反复鼻出血。偶有头痛和嗅觉异常。肿瘤扩大和累及部位不同可出现相应症状和体征。由于肿瘤增长，可致鼻腔、鼻窦引流不畅，以及压迫造成鼻及鼻窦静脉和淋巴回流停滞，常同时伴发鼻窦炎和鼻息肉。检查见肿瘤大小、硬度不一，外观呈息肉样或呈分叶状，粉红色或灰红色，表面不平，触之易出血。

【查体】

1. **全身检查**　未见明显异常。
2. **专科查体**　外鼻无畸形，鼻前庭皮肤无红肿，鼻中隔前方右侧可见豆粒大小肿物，边缘不整齐，呈乳头状，肿物表面无破溃结痂，各鼻窦体表投影区无压痛。双侧颈部未触及肿大淋巴结。

【辅助检查】

1. 鼻窦 CT 检查 右侧筛窦轻度炎症，双侧下鼻甲肥厚，鼻中隔偏曲，鼻中隔右侧表面不平（图 6-1-1）。

2. 组织活检病理检查 （右侧鼻腔）Schneiderian 外生性及内翻性乳头状瘤（以外生性为主）伴异型增生，可试行免疫组化检查进一步分析。

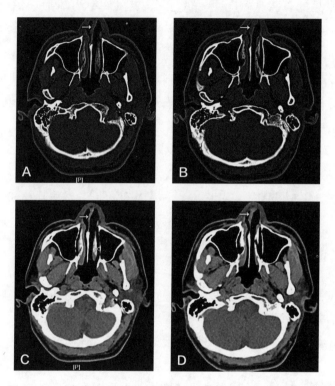

图 6-1-1 鼻中隔右侧前端内翻性乳头状瘤鼻窦 CT 检查表现

A 为 CT 骨窗，B CT 骨窗，C 为 CT 平扫，D 为 CT 平扫。可见双侧下鼻甲肥厚，鼻中隔略偏曲，鼻中隔右侧前端可见新生物，表面不平，周围骨质未见明显破坏。右侧上颌窦内黏膜光滑，余鼻窦内未见积液及软组织密度。

【术前诊断】

右鼻腔肿物

SNIP 的影像学检查中，X 线片表现为一侧鼻窦透过度下降，窦腔扩大，少数有骨质破坏。SNIP 在 CT 上呈单侧鼻腔、鼻窦形态多不规则的软组织影，密度不均匀，表现为膨胀性生长，上颌窦、鼻腔外侧壁及筛窦常被累及，瘤体增大可压迫鼻中隔向对侧移位，向后脱垂至后鼻孔可突向对侧鼻咽部，复发性额窦病变由于额窦中隔缺失而侵犯对侧额窦。鼻腔外侧壁可有骨质破坏，鼻窦间隔模糊。肿瘤起源处骨质增生。作为软组织肿瘤，MRI 对明确肿瘤起源和范围作用更大，与邻近肌肉相比，MRI 的 T_1WI 呈等信号或稍高信号，T_2WI 呈不均匀高信号。与鼻中隔黏膜比较，增强后呈不均匀强化，瘤体主体部分呈高、等信号相间，呈形态较规整的栅栏状，终末端呈现典型脑回征，部分因骨质增生表现为影像缺失。组织病理学检查为 SNIP 的诊断金标准。需要鉴别的疾病有：鼻息肉、真菌性鼻窦炎、血管瘤、鼻腔鼻窦恶性肿瘤等。

【治疗方案】

全身麻醉下行鼻内镜下右侧鼻腔肿物切除术。

【手术过程】

患者全麻后，以肾上腺素盐水纱条收缩右侧鼻腔黏膜。

鼻内镜下见右侧鼻中隔前上部豆粒大小多个新生物，表面不平，基底广，呈乳头状，1% 利多卡因注射于右侧肿物根部，等离子刀切除肿物，见肿瘤与鼻中隔关系密切，遂切除其附着的鼻中隔黏膜，充分止血，切除肿瘤送病理，填塞右侧鼻腔。结束手术。

SNIP 的治疗原则是手术彻底切除肿瘤，避免术后复发和恶变。手术大致可分为 4 类：①保守术式，包括柯-陆式手术和经上颌窦筛窦手术等；②激进术式，包括鼻侧切术、Weber-Ferguson 术式和面中部揭翻术等；③非内镜鼻内径路手术，包括鼻内开筛术等等无内镜辅助的鼻内手术；④内镜手术，即在内镜下进行的鼻内径路手术。有研究表明以往传统保守术式复发率较高，难以彻底切除肿瘤，所以首选鼻内镜下肿瘤切除手术，手术要求完整暴露肿瘤基底部，彻底切除肿瘤。肿瘤广泛生长且侵犯鼻窦外邻近结构，并可疑恶变者，应根据肿瘤侵犯范围决定手术方式，包括鼻侧切开手术或颅面联合进路。不宜采取放疗，有诱导肿瘤癌变的可能。

【病理学检查】

诊断为：外生性及内翻性乳头状瘤。组织病理学检查示（右鼻腔）Schneiderian 外生性及内翻性乳头状瘤（以外生性为主）伴异型增生。

【术后诊断】

右鼻腔外生性及内翻性乳头状瘤。

【术后处理】

抗感染对症治疗。

【随访及预后】

出院后随访 2 年均无局部复发及远处转移。

SNIP 术后复发率高达 20%，通常发生在术后第 1 年内或者 6 年内复发。所以术后定期鼻内镜下检查、鼻窦 CT 复查、长期随访对于 SNIP 复发及恶变患者非常重要，尤其对于年轻人，年轻人复发风险更高。

小结

近年来，大多数外科医师更倾向于内镜切除 SNIP，与传统的开放性入路相比，其复发率相似，创伤较小，面部无瘢痕。SNIP 病变根基部的判定和完整切除在其手术治疗疗效中的核心地位被逐渐认识。传统的 SNIP 分期多依据病变整体所在解剖部位，仅 Kamel 分期依据病变根基部解剖位置，但其样本量少、依据不全面。因此，首都医科大学附属北京同仁医院开展了 15 年的多中心研究，提出依据内镜下判定病变根基部的解剖部位进行了新的分期，涵盖了除恶变外的全部 SNIP 患者[4]。将患者分为 4 期（表 6-1-1）。

表 6-1-1　据内镜下判定病变根基部的解剖部位的 SNIP 分期

分期	描述
1 期	病变根基部定位鼻腔，术式为内镜下肿瘤切除术。
2 期	病变跟基部定位：①筛窦，除外眶上筛房；②上颌窦，上壁或后外侧壁；③额窦，内侧，即面中线至眶纸板间；④蝶窦，除外外侧隐窝，术式为内镜鼻窦手术。
3 期	病变根基部定位：①筛窦，眶上筛房，术式为内镜鼻窦手术（Draf Ⅱ b+ 眶纸板切除术）；②上颌窦，下壁、前壁或内侧壁，术式为鼻泪管前径路内镜鼻窦手术；③额窦，外侧，即眶纸板至瞳孔中线间或双侧，术式为 Draf Ⅱ b+ 眶纸板切除术或 Draf Ⅲ 内镜鼻窦手术；④蝶窦，外侧隐窝或双侧，术式为翼突径路或蝶嘴径路内镜鼻窦手术。
4 期	病变根基部定位额窦：最外侧，即瞳孔中线外侧，术式为内镜鼻窦手术 + 鼻外径路手术[5]。

参考文献

[1] ZHANG L, FANG G, YU W, et al. Prediction of malignant sinonasal inverted papilloma transformation by preoperative computed tomography and magnetic resonance imaging. Rhinology, 2020, 58(3): 248-256

[2] 王明婕，侯丽珍，周兵，等. 鼻腔鼻窦内翻性乳头状瘤恶变的相关危险因素分析. 临床耳鼻咽喉头颈外科杂志，2021，35（07）：627-632

[3] 张罗，王成硕. 鼻腔鼻窦内翻性乳头状瘤的术式选择. 中华耳鼻咽喉头颈外科杂志，2020，55（1）：8-13

[4] MENG Y, FANG G, WANG X, et al. Origin site-based staging system of sinonasal inverted papilloma for application to endoscopic sinus surgery. Head & Neck, 2018, 41(2): 440-447

[5] 王成硕, 张罗. 鼻腔鼻窦内翻性乳头状瘤的临床分期. 中华耳鼻咽喉头颈外科杂志, 2020, 55 (2): 187-190

病例 2 筛窦、蝶窦良性骨纤维病变

纤维骨性病变（fibro-osseous lesions）是一组正常骨被含有各种骨化成分的纤维组织取代的良性疾病。根据 2005 年 WHO 分类，纤维骨性病变分为骨化性纤维瘤（ossifying fibroma）、纤维异常增殖症（fibrous dysplasia）以及骨异常增殖症（osseous dysplasia）。骨化性纤维瘤（ossifying fibroma）是为较为常见的颌骨良性肿瘤，边界清楚。组织学上，肿瘤由富含细胞的纤维组织和表现多样的矿化组织构成。根据肿瘤中所含纤维成分和骨质成分比例的多寡，可分别命名为骨纤维瘤（以骨样及钙化组织为主）和纤维骨瘤（以纤维组织为主）。同时，简化了骨相关病变的分类和命名，以"骨化性纤维瘤"代替了"牙骨质 – 骨化纤维瘤"，并将"青少年小梁状骨化纤维瘤"和"青少年沙瘤样骨化纤维瘤"作为骨化纤维瘤的两种组织学变异型。

【病史摘要】

患者，女性，24 岁，因"头疼、眼部不适 5 个月"入院。患者 5 个月前无明显诱因出现头疼，左侧重，持续性，伴有左侧眼部闷胀感，无视力及眼球运动异常。行 MRI 检查时发现左侧筛窦、蝶窦肿物，病程中无明显鼻塞，无前额及面部胀痛，无明显嗅觉减退，无鼻出血及涕中带血，无打喷嚏流清涕，无嗅觉改变，无面颊部麻木不适感。建议住院手术治疗。门诊以"鼻窦肿物"收入院。患病以来精神好，饮食、睡眠一般，体重无明显变化，二便正常。

骨化性纤维瘤常见于儿童及青年人，多为单发性，可发生于上、下颌骨，但以下颌较为多见，女性发病多于男性。上颌骨多位于尖牙窝、颧弓及鼻窦处，下颌骨以前磨牙区下缘和下颌角处多见。青少年小梁状骨化纤维瘤发病年龄小（8.5 ~ 12 岁），青少年沙瘤样骨化纤维瘤患者的平均年龄为 20 岁，经典的骨化性纤维瘤为 35 岁。骨化性纤维瘤主要见于下颌后部，青少年小梁状骨化纤维瘤好发于上颌，青少年砂瘤样骨化纤维瘤好发于鼻窦的骨壁。位于鼻腔鼻窦病变早期多无明显临床症状，随着瘤体的不断增大可表现为头痛，以及类似于鼻窦炎的相关表现，眶部受累可以引起眼球突出、视力下降等症状。

【查体】

1. 全身检查 未见明显异常。

2. 专科查体 外鼻无畸形，鼻前庭皮肤无红肿，无皲裂，鼻腔黏膜及双侧下鼻甲稍充血，双下鼻甲略大，左侧中鼻甲明显膨隆，正常结构消失，左侧中鼻道及总鼻道内可见

少许脓性分泌物，鼻中隔略偏。各鼻窦体表投影区无压痛。双侧颈部未触及肿大淋巴结。

【辅助检查】

1. 鼻窦MRI检查 左侧筛窦、蝶窦及左侧鼻腔内异常信号。可见左侧筛窦、蝶窦及鼻腔内团块状软组织密度影，病变压迫左侧上颌窦内侧壁、眶纸板、内直肌，侵及中颅底、压迫视神经管及颈内动脉管，向内侧累及鼻中隔后端，左侧后组筛窦及蝶窦标志不清。T_1WI等信号，T_2WI呈混杂高信号，肿瘤外层密度较高，呈蛋壳样钙化，内部信号较均匀，周围骨质压迫变形、破坏明显（图6-2-1）。

2. PET-CT检查 示左鼻窦眶颅底占位，不除外恶性肿瘤。

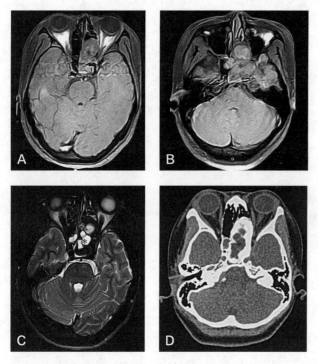

图6-2-1　鼻窦影像学检查表现

A~D. 为左鼻腔鼻窦骨化纤维瘤伴囊性变，其中A为T_1WI，B为T_1WI，C为T_2WI，D为CT。可见左侧筛窦、蝶窦及鼻腔内团块状软组织密度影，病变压迫左侧上颌窦内侧壁、眶纸板、内直肌，侵及中颅底、压迫视神经管及颈内动脉管，向内侧累及鼻中隔后端，左侧后组筛窦及蝶窦标志不清。T_1WI等信号，T_2WI呈混杂高信号，CT显示肿瘤外层密度较高，呈蛋壳样钙化，内部信号较均匀，周围骨质压迫变形、破坏明显。

【术前诊断】

左筛窦、蝶窦肿物，恶性肿瘤待排除。

骨化纤维瘤在鼻窦MRI及PET-CT均显示为膨胀性生长的骨性肿块，病变骨与正常骨有较为明确分界。CT显示病变外围有环状硬化边缘，病变内部组织密度不规则。MRI常显示病灶中心信号低、外缘区域呈环状增强信号，而病灶周围组织及病灶中心无增强信号显示。但单纯在CT或MRI上很难完全与其他鼻腔鼻窦疾病相鉴别，具体病理类型仍需要通过病理进行确定。需要鉴别的疾病包括：骨纤维异常增殖症、畸形性骨炎、黏液囊肿、淋巴瘤、血管纤维瘤、毛细血管瘤、胚胎性横纹肌肉瘤、中央型骨肉瘤等。

【治疗方案】

全身麻醉下行鼻内镜下等离子下左筛窦、蝶窦、额窦、上颌窦开放，左鼻腔鼻窦颅底肿物切除术。

【手术过程】

患者取仰卧位，全麻插管后，术区常规消毒、铺巾。利多卡因加肾上腺素纱条鼻腔填塞，收缩麻醉鼻腔黏膜。

术中见左侧中鼻甲根部明显膨隆，正常结构消失，去除部分中鼻甲，切削钻开放前组筛窦及额窦，吸净窦腔内黏脓涕，充分暴露术野。探查肿物质硬，向内侧侵及鼻中隔后端，向外侧侵及眶纸板、眶尖。向后侵及中颅底、压迫视神经管及颈内动脉管，蝶骨左侧正常结构消失，左侧上颌窦、筛窦、蝶窦窦腔变小。分离并切除肿物，见肿物为骨性、呈泥沙样改变，肿物内可见明显液化坏死灶，由于病变范围较大，不能完全切除，等离子射频刀辅助分块切除肿物。

切除过程中出血汹涌，术中给予控制性降压、输血，用等离子射频刀头充分止血。彻底切除病变组织，暴露眶筋膜、视神经骨管及颈内动脉骨管，见骨管完整无损伤，中颅底仅剩余部分薄骨片支撑。检查术区病变切除彻底，无活动性出血，止血材料填塞，取出肿物术后送组织病理学检查，结束手术。

鼻腔鼻窦良性骨纤维病变在鼻腔鼻窦内发生率不高，因其生长较慢、病程时间较长，常常体检时发现。如果出现症状后再行诊治，往往会发现病变累及范围较广。目前，多采用手术切除的方法进行治疗，术后需要定期随访，谨防复发。临床上多采用鼻内镜下等离子完全切除肿物，局部可扩大切除至骨面，电钻进一步磨除骨质达到肉眼及镜下无瘤，肿瘤侵及颅底时，在有条件的情况下可以使用影像导航系统定位手术范围更安全，术中若出现颅底损伤出现脑脊液鼻漏可行游离或带蒂鼻中隔黏骨膜瓣一期修复。亦可根据病变累及范围选择鼻外入路联合鼻内镜手术、内镜手术联合改良Caldwell-Luc手术等手术方式切除肿物，术后常规鼻腔填塞。另外，术前需要考虑到病变较易出血，备血准备。对于周围侵犯范围眶内及颅内的较大范围的肿瘤，术前需请眼科、神经外科会诊明确患者视力、神经反射等相关体征有无异常，必要时需要相关科室协同手术以保障患者手术安全。

【病理学检查】

诊断为：（左筛窦、蝶窦）良性骨纤维性病变。倾向青少年砂粒体骨化性纤维瘤，继发出血、囊性变，请结合临床及影像学。

组织病理学检查示镜下肿瘤由富含胶原的结缔组织构成，含有不成熟骨形成的骨小梁以及无细胞的嗜碱性类牙骨质沉积物。结缔组织中，细胞数量差异较大，胶原纤维排列紊乱。肿瘤中的钙化结构多样，骨小梁可相互连接成网，小梁状编织骨周围围绕成排的成骨细胞。

【术后诊断】

左鼻腔鼻窦骨化纤维瘤伴囊性变。

【术后处理】

对症治疗，抗生素预防感染，术后48h后撤鼻腔填塞物，术后第6天复查鼻窦CT。

鼻窦CT检查 左侧筛窦、蝶窦及左侧鼻腔上颌窦充分开放与左侧鼻腔相通，窦腔黏膜局部略有水肿，鼻腔鼻窦新生物切除完全无残留，眶壁及颅底压迫解除。（图6-2-2）。

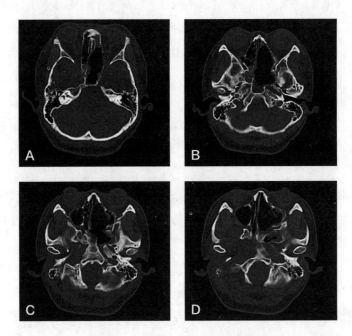

图6-2-2 术后鼻窦CT检查表现

可见左侧筛窦、蝶窦及左侧鼻腔上颌窦充分开放与左侧鼻腔相通，窦腔黏膜局部略有水肿，鼻腔鼻窦新生物切除完全无残留、眶壁压迫解除。

【随访及预后】

术后患者恢复较好，无明显不良主诉，远期待随访。

本病预后良好，恶变率为0.4%~0.5%，故临床应提高对本疾病的认识，早期发现、影像学检查、选择适当的手术方式及尽可能彻底清除病灶是治疗该病、改善预后的关键。鼻腔鼻窦良性骨纤维病如果通过手术彻底切除病变，预后较好，不完全切除与较高的局部复发率相关。临床医师应牢记多年临床和放射学随访的必要性。

　　相关研究表明，骨化纤维瘤的病因考虑可能是因外伤或某些局部刺激促使细胞分化为成骨细胞或成骨水泥细胞所致[1]。分子水平上，某些 Wnt/β-catenin 信号通路上的基因失调可能与其发病有关[2]。最近研究中，甲状旁腺 CDC73/ 副纤维蛋白肿瘤抑制因子的缺失可能在一部分骨化纤维瘤的发病机制中发挥作用[3]。而关于骨纤维病变伴有囊性变性的研究提示其形成与髓内出血有关，当囊性变发展到一定程度引起功能障碍和美容问题时，建议早期手术干预[4]。值得强调的是，骨化性纤维瘤需要充分的术前评估和血液准备，容易出血，血供丰富的病变需要术前介入治疗[5]。

参考文献

[1]　EL ACHKAR V N R, MEDEIROS R D S, LONGUE F G, et al. The role of Osterix protein in the pathogenesis of peripheral ossifying fibroma. Braz Oral Res. 2017, 31: e53

[2]　PEREIRA T D S F, DINIZ M G, FRANÇA J A, et al. The Wnt/β -catenin pathway is deregulated in cemento-ossifying fibromas. Oral Surg Oral Med Oral Pathol Oral Radiol. 2018, 125(2): 172-178

[3]　COSTA-GUDA J, PANDYA C, STRAHL M, et al. Parafibromin Abnormalities in Ossifying Fibroma. J Endocr Soc. 2021, 5(7): bvab087

[4]　SHARMA G, KAMBOJ M, NARWAL A, et al. A Rare Case of Ossifying Fibroma with Cystic Degeneration: Diagnostic Challenge with Literature Review. Indian J Otolaryngol Head Neck Surg. 2019, 71: 827-830

[5]　张雪琰，庞文会，姜彦，等. 鼻窦骨化纤维瘤临床特征和手术治疗分析. 临床耳鼻咽喉头颈外科杂志，2020，34（4）：351-355

病例 3　上颌窦成釉细胞瘤

　　成釉细胞瘤（ameloblastoma，AM）是罕见的牙源性肿瘤，约占牙源性肿瘤的 60% 以上，发病率约为 0.5/100 万[1]，多发于青壮年，男性多见，其中约 80% 发生于下颌骨，约20% 发生于上颌骨。发生于上颌骨者，多来自第二磨牙、第三磨牙附近，可侵入上颌窦内，导致其各壁尤其是前壁发生破坏。肿瘤有大小不等的囊腔，可为单囊、多囊或呈蜂窝型，以多囊多见。囊腔中有黄色浆液性或血性分泌物，偶可见肿瘤中有完整的牙齿。根据2017 年第四版 WHO 分类，AM 的分类已经简化并缩小为成釉细胞瘤、单囊型成釉细胞瘤和骨外 / 周围型成釉细胞瘤。目前关于 AM 的发生机制尚未明确。早期有研究认为 AM 成瘤是因为釉质器官颈环移行上皮受到创伤、炎症、营养缺乏、龋齿、拔牙等非特异性刺激所致[2]。后认为其发病原因是牙釉质中间层缺失，造成釉细胞分化阻滞过量堆积。而锐性或钝性牙根吸收是 AM 呈浸润生长的主要原因。

【病史摘要】

患者，女性，66 岁，因"鼻部不适 1 个月"入院。患者入院前一个月感冒后出现鼻部不适，自觉嗅觉减退，视野有明显阴影，偶有头痛、头胀、眩晕，无鼻塞，无流涕，无鼻部疼痛，无鼻出血，无涕中带血，无面颊部隆起及疼痛麻木，无视力减退，无复视，无视物模糊，无眼球运动障碍，无耳前及颈部淋巴结肿大。病程中患者无发热，无体重减轻，无咀嚼困难，饮食及睡眠欠佳，二便如常。门诊以"鼻腔、鼻窦肿物"收入院。

成釉细胞瘤生长缓慢，病程长，发病初期多无症状，随着肿瘤逐渐增大压迫周围骨质，可致其吸收、变薄或扩大侵入上颌窦、口腔、鼻腔，继而出现各种症状，临床表现为：①面部畸形，面部或牙槽部位出现膨隆，扪诊时有破蛋壳感；②鼻部症状，可有鼻塞、流涕、鼻出血等症状；③眼部症状，侵入眼眶者可出现眼球移位、流泪、突眼等；④口腔表现，如侵入腭部，可致咀嚼、发音障碍等。

【查体】

1. 全身检查 未见明显异常。

2. 专科查体 外鼻无畸形，鼻前庭皮肤无红肿、疖，鼻中隔无偏曲，双侧鼻腔黏膜慢性充血，可见双侧下鼻甲及其余鼻甲。左上颌窦鼻窦体表投影区压痛。耳前及颈部淋巴结肿大。

【辅助检查】

1. 鼻窦 CT 检查 左侧上颌窦混杂密度灶，周围骨质破坏，怀疑霉菌性上颌窦炎症或出血坏死性息肉。右侧上颌窦及双侧筛窦炎症，双侧鼻甲肥厚，鼻中隔偏曲。

2. 鼻窦 MRI 检查 左侧上颌窦内可见不规则等 T_1 长 T_2 信号，信号不均，内可见稍短 T_1 及等、短 T_2 信号，考虑占位（图 6-3-1）。

3. 组织病理学活检 （左上颌窦）成釉细胞瘤（部分为棘皮瘤型成釉细胞瘤）。

【术前诊断】

鼻腔肿物，鼻窦肿物。

成釉细胞瘤首选辅助检查手段为影像学检查，成釉细胞瘤在 X 线上通常表现为颌骨膨隆，不规则多房性囊性透光影像，且边缘不光滑，分房大小不等，无明显规律性，其 CT 特征为：以多房状、囊实性多见，囊壁、间隔和实性部分可强化，可见壁结节样强化，强化程度多为 50% 以上，边界清楚，边缘常有硬化线，常有明显骨质膨隆及骨皮质变薄或破坏、中断，与邻牙多有密切关系。对判断肿瘤内部成分、灶内间隔、周围骨皮质情况，CT 优于 X 线全

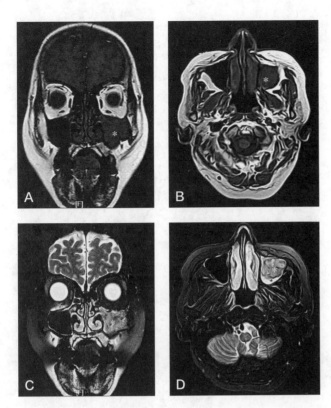

图 6-3-1 鼻窦 MRI 检查表现

A~D.为左鼻腔鼻窦成釉细胞瘤，其中 A 为 MR 平扫 T_1 图，B 为 MR 平扫 T_1 图，C 为 MR 平扫 T_2 图，D 为 MR 平扫 T_2 图。左侧上颌窦内可见不规则等 T_1 长 T_2 信号，信号不均，内可见稍短 T_1 及等、短 T_2 信号，周围骨质破坏。

景片。而 MRI 所具有的软组织分辨率高等优点，使其在显示囊壁结构、囊内容物性质以及对周围组织侵犯范围等方面优于传统 X 线平片和 CT 检查。诊断时应与牙源性囊肿鉴别。

【治疗方案】

全身麻醉下行鼻内镜下左侧上颌窦开放及肿物切除。

【手术过程】

患者全麻后，用 1% 利多卡因加肾上腺素纱条收缩左侧鼻腔黏膜。鼻内镜下见左侧中鼻道处膨隆突出，上颌窦口堵塞，切除钩突、水肿的筛泡，开放上颌窦自然口，内上颌窦见鱼肉样新生物，质脆易出血，伴大量脓性物分泌物。取部分新生物送术中冰冻病理学检查提示倾向成釉细胞瘤。切除部分上颌窦内肿瘤后，探查上颌窦后外侧壁、内侧壁骨质缺损。遂决定行泪前隐窝下入路切除肿瘤，于下鼻甲前端切开黏膜，分离至骨质，暴露下鼻甲骨，并凿除之。保护鼻泪管，开放上颌窦内侧壁。咬除大部分上颌窦内侧壁骨质，充分暴露上颌窦腔，直视下完全切除肿瘤，并用磨骨钻削除肿瘤附着骨质。

冲洗术腔，检查见肿瘤无残留，充分止血。缝合下鼻甲前端黏膜。术腔填塞止血海绵及膨胀海绵。结束手术。

成釉细胞瘤属于良性肿瘤，但因肿瘤上皮可侵入骨皮质的哈氏管或其周围的上皮组织，局部侵袭性强，术后易复发。有发生恶变的可能，肿瘤本质可以癌变，基质可肉瘤样变，2%AM 可发生肺部、颈部淋巴结转移[3]。虽为良性肿瘤，但其局部破坏力强，如手术不彻底，易致复发，多次复发者可恶变为牙釉质细胞癌或肉瘤。以手术治疗为主，在晚期、复杂病例，如侵及颅底、眼眶、鼻窦等部位，非手术治疗（放疗、化疗、靶向）可尽可能保留重要器官并缓解疾病进展。

【病理学检查】

诊断为：成釉细胞瘤。组织病理学检查示左上颌窦成釉细胞瘤（部分为棘皮瘤型成釉细胞瘤）。

【术后诊断】

左鼻腔鼻窦成釉细胞瘤。

【术后处理】

抗感染对症治疗。

【随访及预后】

出院后随访 2 年无局部复发及远处转移（图 6-3-2）。

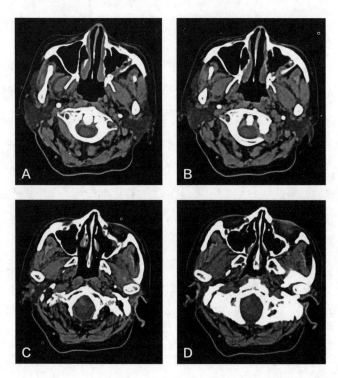

图 6-3-2　术后鼻窦 CT 检查表现

较高的复发风险及复发率一直是 AM 治疗面临的困境，无论是根治性手术还是保守性手术（如刮治术、摘除术联合电灼烧、Carnoy 液和苯酚灼烧等），其术后均有一定的复发率，其中保守性手术术后复发率仍处于较高水平，可高达 41.0%~90.9%。有循证依据表明，对于多次复发、切缘阳性等病例，术后放疗可降低局部复发率，化疗作为恶性 AM 试验性治疗，主要用于配合手术、放疗提高生存率及局控率。年龄、肿瘤大小、手术方式、放疗都可能是影响总生存的重要因素。

┤ 小结 ├

成釉细胞瘤是较为常见的牙源性良性肿瘤，具有局部浸润生长、易复发、转移等特性。目前，主要治疗方式是扩大性骨切除术，但术后仍有一定的复发率，且易出现面部畸形、功能障碍等诸多并发症。对于无法手术患者，放疗、化学药物、靶向治疗等治疗可在保留器官下改善预后，所以随着对 AM 探索研究研究逐渐深入，放疗、化疗及靶向等多种治疗模式逐渐被重视。

参考文献

[1] ALMEIDA RDEA, ANDRADEES, BARBALHOJC, et al. Recurrence rate following treatment for primary multicystic ameloblastoma: systematic review and meta-analysis. Int J Oral Maxillofac Surg, 2016, 45(3): 359-367

[2] 金一，杨锴，金和坤，等. 成釉细胞瘤预后评估—基于 SEER 数据库的研究. 中华放射肿瘤学杂志，2021，30（7）：6

[3] 金一，杨锴，金和坤，等. 成釉细胞瘤的非手术治疗进展. 中华放射肿瘤学杂志，2022，31（1）：5

病例 4 翼腭窝神经鞘瘤

神经鞘瘤（neurilemmoma）是来源于神经鞘的施万细胞的良性肿瘤，多起源于感觉神经或混合神经的感觉部分，亦可来自交感和副交感神经，神经鞘瘤约90%为单发，10%为多发，既往研究表明，神经鞘瘤是头颈部最常见的良性神经鞘瘤（约25%~45%），鼻腔和鼻窦很少受累，在鼻腔和鼻窦中仅发现不到4%[1]。鼻神经鞘膜瘤好发于鼻中隔、上颌窦、筛窦，亦可见于鼻根、鼻翼、鼻尖、鼻小柱、鼻前庭、筛板等处[2]。来自翼腭窝的三叉神经鞘瘤极为罕见，翼腭窝三叉神经鞘瘤是起源于周围神经鞘的良性生长缓慢的肿瘤，它们占所有颅内肿瘤的 0.1%~0.4% 和所有颅内神经鞘瘤的 1%~8%[3]。大多数这些肿瘤发生在颅中窝内的三叉神经节，而且由于进入该区域的途径有限且神经血管内容丰富，且其更具侵入性，发病率更高，非常难以切除，因此，内镜鼻内手术是一种绝佳的解决方案。这种技术允许对发病率降低和恢复期较短的区域进行良好的可视化[4]。

【病史摘要】

患者，男性，37岁，因"发现鼻部肿物半年"入院，患者半年前行颅脑影像学检查发现鼻部肿物，病程中无鼻塞，无鼻出血，无鼻痒，无打喷嚏、流清涕，无头痛、头胀、无嗅觉减退，无复视，无眼球突出，无眼球运动障碍，无发热、无消瘦、无咀嚼困难。门诊以"鼻-颅底肿物"收入院，病程中患者无体重减轻，饮食及睡眠欠佳。

神经鞘瘤多见于成人，通常生长缓慢。因此，大多数患者在早期是无症状的，晚期症状和体征通常取决于肿瘤的位置和大小以及邻近结构的受累情况。临床症状多变且非特异性，单侧鼻塞是最常见的临床症状。其他临床症状包括鼻漏、头痛、眼球突出和面部麻木[5, 6]。

【查体】

1. 全身检查 未见明显异常。

2. 专科查体 外鼻无畸形，鼻前庭皮肤无红肿，鼻中隔偏曲，双侧鼻腔未见明显新生物。

【辅助检查】

鼻窦 MRI 检查 左侧颅底翼腭窝区块状等长 T_1 等长 T_2 信号，信号不均匀，增强扫描不均匀强化。病灶最大直径为 24cm，鼻窦内信号不均匀。回报为"左侧颅底翼腭窝区占位，考虑神经源性肿瘤"（图 6-4-1）。

【术前诊断】

颅底鼻部肿物。

神经鞘瘤依赖于 CT 及 MRI 检查，在 CT 上呈孤立性肿物，界限清楚，多呈低到中等软组织密度影，增强可不出现强化，也可出现轻度、中度强化，体积较小的肿瘤，肿瘤成分单一，密度均匀，随着肿瘤的增大，当肿瘤超过 3cm 时，肿瘤的血供不足而逐渐出现不规则囊性变，影像上表现为低密度影及外周的高密度环；在 MRI 上，当肿瘤直径较大时，瘤体中心细胞间水肿液及黏液成分较多易出现坏死、囊变，表现为中心呈更低密度，称为"靶征"。它的最终诊断的金标准是通过组织病理学检查和免疫组化检查确认。需要鉴别的疾病包括：鳞状细胞癌、腺癌、嗅神经母细胞瘤、脑膜瘤等[7]。

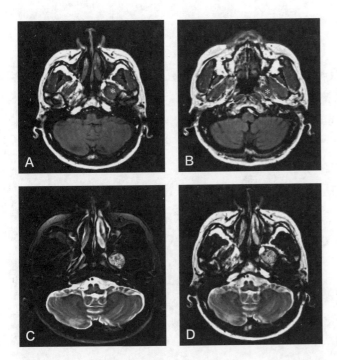

图6-4-1　鼻窦 MRI 检查表现

A~D.为翼腭窝神经鞘瘤，其中A为
T_1WI，B为 T_1WI，C为 T_2WI，D为
T_2WI。可见左侧颅底翼腭窝区团块状软组
织密度影。

【治疗方案】

全身麻醉下行鼻内镜等离子下左侧上颌窦、筛窦开放，左侧颅底肿瘤切除术。

【手术过程】

患者全麻后，1% 利多卡因加少许肾上腺素纱条收缩左侧鼻腔黏膜。鉴于肿物位于翼腭窝，决定行泪前隐窝入路，开放上颌窦。

于左侧下鼻甲前端鼻腔外侧壁附着处行弧形切口，切至骨质，分离黏骨膜，暴露下鼻甲骨前端，凿除下鼻甲骨附着处，显露鼻泪管，并加以保护。凿除上颌窦内侧壁骨质，暴露上颌窦后外侧壁，并去除后外侧壁部分骨质。

于左侧中鼻道切除钩突筛泡，开放筛窦，暴露翼突，磨钻去除翼突外侧板部分骨质，暴露肿物，取肿物组织送术中冰冻组织病理学检查，结果示（翼腭窝）倾向良性病变，不除外神经鞘瘤。探查肿物见肿物向外向后上毗邻颅底，沿肿物包膜仔细分离，等离子刀下将肿物完全切除。

检查术区无病变残留，术区通畅，充分止血，缝合下鼻甲前端黏膜。术腔填塞止血海绵。结束手术。

由于肿瘤的良性性质及其对放射治疗的抵抗力，完全手术切除是唯一的治疗选择，具体的手术方法取决于病变的位置和范围。鼻内镜手术为神经鞘瘤的首选治疗方法，适用于病灶范围不大、局限于鼻腔内、对术后面部恢复要求高的患者，以及位于筛窦、上颌窦且未发生颅底破坏或侵袭翼腭窝的患者。对于病灶范围较广泛、鼻内镜手术后复发的患者宜采用鼻内镜联合开放式手术[8]。

此外，当肿瘤压迫神经引起疼痛时，使用加巴喷丁或普瑞巴林、短效阿片类药物和/或非甾体抗炎药已成功减轻神经鞘瘤患者的疼痛。其他药剂，包括三环类抗抑郁药如阿米替林、五羟色胺－去甲肾上腺素再摄取抑制剂如度洛西汀，或抗癫痫药如托吡酯或卡马西平可用作辅助剂或单独使用[9]。

【病理学检查】

诊断为：（左侧翼腭窝）神经鞘瘤。免疫组化检查示，S-100（+），NF（+），SOX-10（+），SMA（－），K1-67（约2%）。

【术后诊断】

翼腭窝神经鞘瘤。

【术后处理】

定期行鼻窦 CT 检查。

【随访及预后】

出院后随访 1 年均无局部复发及远处转移（图 6-4-2）。

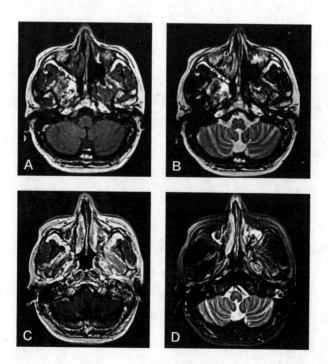

图 6-4-2　术后鼻窦 MRI 检查表现

A. T_1WI；B. T_1WI；C. T_2WI；D. T_2WI。

神经鞘瘤大部分是良性肿瘤，恶变率较低，大约为20%。术后定期复诊，经手术治疗的良性鼻部神经鞘瘤患者预后良好，复发率为1%~27%，但恶性神经鞘瘤的局部复发率较高，术后复发率为42.10%，五年生存率为8.33%，尤其是雷克林豪森病的患病风险增加，恶性神经鞘瘤患者应接受术后放疗，可减少局部复发，延长总生存期[10]。

---| 小结 |---

最新研究发现，神经鞘瘤对S-100蛋白表现出强烈的免疫反应性，钙调蛋白和CD56是神经鞘瘤的敏感标志物。因此，S-100蛋白、钙调蛋白和CD56的联合免疫组织化学染色以及光学显微镜检查结果可以作为一种简单、简便且可靠的方法来区分神经鞘瘤和其他良性肿瘤（包括神经纤维瘤）[9]。

参考文献

[1] HE X, WANG Y. Neurilemmoma of the nasal cavity and paranasal sinuses. Ear Nose Throat J, 2021, 5: 1455613211007947

[2] KOTAKI S, GAMOH S, YOSHIDA H, et al. Diagnostic usefulness of panoramic imaging of the pterygopalatine fossa: case of a schwannoma causing pterygopalatine fossa expansion. Oral Radiol, 2019, 35(3): 321-325

[3] DUTTA G, SINGH D, SINGH H, et al. Atypical presentation of cystic schwannoma of the sphenoid sinus: a nonsolitary mass with osseous, intracranial and cavernous sinus invasion. Pan Afr Med J, 2018, 31: 233

[4] OBERMAN D Z, CARVALHO DE ALMEIDA G, GUASTI A A, et al. Endoscopic endonasal resection of schwannoma of pterygopalatine fossa. World Neurosurg, 2020, 141: 251

[5] MARTINEZ-PEREZ R, AREF M, RAMAKHRISNAN V, et al. Combined biportal unilateral endoscopic endonasal and endoscopic anterior transmaxillary approach for resection of lesions involving the infratemporal fossa. Acta Neurochir (Wien), 2021, 163(12): 3439-3445

[6] SUMALATHA S, APPALA N, SHETTY A, et al. Serendipitous Discovery of a Benign Obturator Nerve Schwannoma: Case report with a brief clinical review. Sultan Qaboos Univ Med J, 2021, 21(3): 477-480

[7] 郑茵，龙孝斌，郝香月，等. 鼻部神经鞘瘤的临床特征及其预后分析. 临床耳鼻咽喉头颈外科杂志，2017, 31（24）: 1884-1889

[8] MIN H J, HONG S C, KIM K S. Nasal septal schwannoma: advances in diagnosis and treatment. J Craniofac Surg, 2017, 28(1): e97-e101

[9] 池亚奇，陈鹏飞，霍显浩，等. 颅中、后窝三叉神经鞘瘤的分型及其治疗分析. 中国临床神经外科杂志，2022, 27（03）: 149-152

[10] 李栋学，王荣品，张著学. 前中颅窝恶性神经鞘瘤1例. 中国医学影像技术，2018, 34（05）: 796

第七章　鼻腔鼻窦恶性肿瘤病例解析

病例 1　鼻腔鼻窦中 - 低分化鳞状细胞癌

鼻腔鼻窦鳞状细胞癌（sinonasal squamous cell carcinoma，SNSCC）是鼻腔鼻窦恶性肿瘤中最常见的组织学类型，占比超过 50%。鳞状细胞癌根据其分化程度，可分为三级，分别为高分化（Ⅰ级）、中分化（Ⅱ级）、低分化（Ⅲ级）。在头颈部鳞状细胞癌中，组织学分化程度可用来预测包括局部侵袭及远处扩散在内的肿瘤生物学行为，其中，低分化肿瘤比高分化肿瘤更具侵袭性，恶性程度也更高。研究表明，无论肿瘤分期如何，高级别（低分化）肿瘤的预后都比低级别（高分化）肿瘤更差。其最常见的原发部位集中在上颌窦或鼻腔[1]。

【病史摘要】

患者，女性，67 岁，因"鼻塞、流脓涕半年余"入院。患者入院前半年无明显诱因出现左侧间断、交替性鼻塞，受凉感冒后鼻塞加重，并伴有双侧大量脓涕，不易擤出，有涕回吸倒流，症状严重时伴有前额及面颊部胀痛，病程中无涕中带血及鼻出血，自觉无明显嗅觉减退，无明显面部麻木，无眼部不适及视力改变，体重无明显下降，一般情况良好。门诊以"鼻部肿物，鼻窦炎"收入院。

鼻腔鼻窦鳞状细胞癌各年龄段均可发病，男性发病率高于女性，男女比例接近 2 : 1[2]。因鼻腔鼻窦位置深在、结构毗邻关系复杂，早期临床表现与鼻腔鼻窦炎症性疾病等良性病变类似，主要表现为单侧鼻塞、流涕、鼻出血等。中 - 低分化鳞状细胞癌的恶性程度较高，侵袭性强，随着病情进展，肿瘤可侵犯鼻窦、眼眶、颅底、颜面部软组织、硬腭、翼腭窝等周围重要组织结构，可导致眼球活动受限、眼球突出、溢泪、复视、斜视、视力改变、颜面部肿胀、感觉异常、上列牙齿疼痛、张口困难、牙龈或上腭部肿块、头痛及中枢神经系统功能障碍等症状。鼻腔鼻窦中低分化鳞状细胞癌晚期可出现淋巴结转移[1-2]。

【查体】

1. 全身查体　未见明显异常。

2. 专科查体　见外鼻无畸形，鼻前庭皮肤无疖肿、无皲裂，鼻腔黏膜及双侧下鼻甲稍充血，双下鼻甲略大，鼻腔黏膜水肿，麻黄碱收缩黏膜可，左侧中鼻道及总鼻道内可见脓性分泌物，部分清理后可见菜花样新生物阻塞鼻腔。鼻中隔轻度不规则偏曲，左侧上颌窦投影区压痛。双侧颈部未触及肿大淋巴结。

【辅助检查】

1．鼻窦CT检查　可见左侧上颌窦、筛窦及鼻腔内软组织密度影，大小约44mm×37mm，CT值约41HU，左侧上颌窦内壁骨质部分缺如（图7-1-1）。

2．组织活检病理检查　HE染色的组织形态及免疫组化结果符合中－低分化鳞状细胞癌（内翻型）。

3．颈部淋巴结超声检查　示双侧颈部可探及数枚椭圆形淋巴结声像，皮髓结构尚清，右侧大者约12.1mm×6.2mm，左侧大者约9.2mm×5.3mm，CDFI其内可见血流信号。

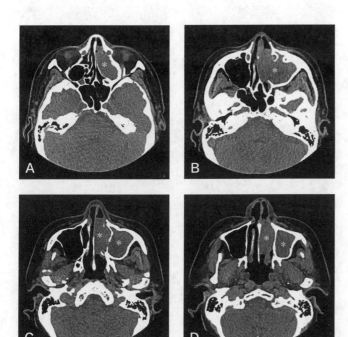

图7-1-1　鼻腔鼻窦中－低分化鳞状细胞癌的鼻窦CT检查表现

A.可见左侧筛窦内占位病变（*）；B.左侧上颌窦内壁占位病变（*），伴骨质破坏；C.左侧上颌窦及鼻腔内占位病变（*）；D.左侧上颌窦及鼻腔内占位病变（*）。可见左侧筛窦、上颌窦及鼻腔内软组织密度影，病变突破左侧上颌窦内侧壁，左侧筛窦及上颌窦内侧壁存在骨质破坏。

【术前诊断】

鼻腔鼻窦恶性肿瘤（左）。

鼻腔鼻窦中－低分化鳞状细胞癌在早期多合并继发性炎症性病变，故缺乏特征性影像学表现，其CT多表现为形状不规则且密度不均的软组织影，因其侵袭性生长的特质，病灶周围常伴有骨质破坏。增强扫描后可呈中度至明显强化，部分强化不均匀。MRI上可观察到软组织肿块伴广泛的骨质破坏，常伴坏死囊变区，T_1WI稍低信号，T_2WI稍高信号[3]。以上表现难以直接与其他鼻腔鼻窦恶性肿瘤进行鉴别。因中－低分化鳞状细胞癌因组织分化差，组织病理检查仅局部表现角化及细胞间桥，故需免疫组化结果进一步明确诊断。需要鉴别的疾病包括：黑色素瘤、淋巴瘤、嗅神经母细胞瘤、横纹肌肉瘤、神经内分泌小细胞癌等。

【治疗方案】

全身麻醉下行鼻内镜下左侧全组鼻窦开放术，左侧鼻腔鼻窦肿物切除术。

【手术过程】

患者全身麻醉后，1%利多卡因及肾上腺素棉片收缩左侧鼻腔黏膜。鼻内镜下见左侧鼻腔充满菜花样质脆新生物，取部分新生物送术中冰冻病理检查提示"（左鼻腔）低分化癌"。探查见左侧中鼻甲结构不清，左侧中鼻道、嗅裂区、筛窦内充满菜花样新生物。

以切削钻彻底切除左侧鼻腔内病变组织，切除钩突，开放筛窦并彻底切除筛窦内病变，充分开放上颌窦、额窦、蝶窦，吸净窦腔内潴留的黏脓性分泌物，见窦腔内黏膜正常予以保留。检查术区无病变残留，予以充分止血，填塞止血材料及鼻腔膨胀止血海绵。结束手术。

鼻腔鼻窦中-低分化鳞状细胞癌是鼻腔鼻窦鳞状细胞癌的一种组织学亚型，罕见。其最佳治疗方案仍存在争议，治疗方法多从其他头颈部鳞状细胞癌的研究及实践中推断而来。根据NCCN指南，早期（T_1或T_2）鼻腔鼻窦鳞状细胞癌的治疗首选手术，手术多利用内镜下清晰视野彻底切除肿瘤，最大限度争取阴性切缘，针对侵犯邻近组织的晚期肿瘤行扩大切除[4]。在出现不良特征（如阳性切缘）时进行辅助放疗，或单纯放疗。晚期（T_3或T_4）鼻腔鼻窦鳞状细胞癌的治疗包括明确的同步放化疗（CRT）或手术后进行辅助放疗。辅助化疗用于不良特征，如阳性切缘、淋巴结转移、高级别病变或颅内侵犯等情况。针对晚期鼻腔鼻窦中-低分化鳞状细胞癌，有研究主张使用紫杉烷和铂类药物或紫杉烷和氟尿嘧啶诱导化疗，然后进行确定性CRT或新辅助化疗后进行手术，但由于研究样本量低，该治疗方案改善预后的证据尚不明确[5]。

【病理学检查】

诊断为：中-低分化鳞状细胞癌（内翻型）。

1. 组织病理学检查　光镜下见多边形癌细胞，形成癌巢，局部见少量桥粒和胞浆细丝，见核分裂象，可看到局部坏死灶。

2. 免疫组化检查　CK5/6（+），CK8/18（+），P40（+），P63（+），P16（+），Ki67（约80%）。

3. 荧光原位杂交检测　EBER（-）。

鼻腔鼻窦低分化鳞状细胞癌组织分化程度低，癌细胞无明显角化现象，可呈多边形或梭形，需通过局部少量细胞间桥及角化判断其鳞状上皮起源。中分化鳞状细胞癌的形态学表现介于高分化与低分化之间，存在不显著的细胞异型性。因中-低分化鳞状细胞癌镜下表现不典型，需免疫组化结果确诊。在免疫组化检查中，鳞状细胞癌组织多表现为细胞角蛋白5/6（CK5/6）、癌胚抗原（CEA）高表达。

【术后处理】

定期复查随访，$T_3N_0M_0$（Ⅲ期）术后调强适型放射治疗，剂量 Dt50Gy/（25 次，5 周）。

【随访及预后】

出院后随访 10 个月未出现局部复发及远处转移。

鼻腔鼻窦鳞状细胞癌的预后与肿瘤的病理类型及临床分期相关。中－低分化鳞状细胞癌与高分化鳞状细胞癌相比，其恶性程度较高，癌细胞活跃，发生淋巴结及远处转移的概率大，易复发，预后差。有针对不同级别鼻腔鼻窦鳞状细胞癌的生存分析表明，低分化鳞状细胞癌的中位生存期（49.5 个月）低于中分化鳞状细胞癌（63.6 个月），二者均低于高分化鳞状细胞癌（84 个月）。随着影像学及鼻内镜手术技术的发展，鼻腔鼻窦鳞状细胞癌的早期诊断及治疗效果明显改善，使其预后较前有好转，但五年生存率仍低达 50%。因鼻腔部鳞状细胞癌较鼻窦部鳞状细胞癌更易被早期发现，故其预后相对较好。Dutta 等人发现鼻腔部鳞状细胞癌的五年生存率为 76%，而上颌窦部为 34%。鼻腔鼻窦鳞状细胞癌虽较少发生颈部淋巴结及远处转移，一旦发生，预后较差。

参考文献

[1] AL-QURAYSHI Z, SMITH R, WALSH J E. Sinonasal squamous cell carcinoma presentation and outcome: A national perspective. Ann Otorhinolaryngol, 2020, 129(11): 1049-1055

[2] SANGHVI S, KHAN M N, PATEL N R, et al. Epidemiology of sinonasal squamous cell carcinoma: a comprehensive analysis of 4994 patients. Laryngoscope, 2014, 124(1): 76-83

[3] ABRAHAM J. Imaging for head and neck cancer. SurgOncol Clin N Am, 2015, 24(3): 455-471

[4] KILIC S, KILIC S S, BAREDES S, et al. Comparison of endoscopic and open resection of sinonasal squamous cell carcinoma: a propensity score-matched analysis of 652 patients. Int Forum Allergy Rhinol, 2018, 8(3): 421-434

[5] HADDAD R, O'NEILL A, RABINOWITS G, et al. Induction chemotherapy followed by concurrent chemoradiotherapy (sequential chemoradiotherapy) versus concurrent chemoradiotherapy alone in locally advanced head and neck cancer (PARADIGM): a randomised phase 3 trial. Lancet Oncol, 2013, 14(3): 257-264

病例 2 鼻腔鼻窦高分化鳞状细胞癌

【病史摘要】

患者，女性，56 岁，因"鼻塞 4 个月"入院。患者入院前 4 个月无明显诱因出现左侧间断、交替性鼻塞，受凉感冒后鼻塞加重，并伴有双侧大量脓涕，不易擤出，有涕回吸倒流，病程中无涕中带血及鼻出血，自觉无明显嗅觉减退，无明显面部麻木，无眼部不适及视力改变，体重无明显下降，一般情况良好。门诊以"鼻部肿物"收入院。

鼻腔鼻窦高分化鳞状细胞癌多发于男性，各年龄段均可发病，早期临床表现缺乏特异性，随着病情进展，肿瘤可侵犯周围重要组织结构，可导致眼部、颜面及中枢神经系统症状，若未及时干预，肿瘤可侵犯周围骨质，出现患处疼痛。鼻腔鼻窦高分化鳞状细胞癌淋巴结转移率较低。

【查体】

1．全身查体 未见明显异常。

2．专科查体 外鼻无畸形，鼻前庭皮肤无疖肿、无皲裂，鼻腔黏膜及双侧下鼻甲稍充血，双下鼻甲略大，鼻腔黏膜水肿，麻黄碱收缩黏膜可，中鼻道及总鼻道内可见脓性分泌物。鼻中隔轻度不规则偏曲，各鼻窦体表投影区无明显压痛。双侧颈部未触及肿大淋巴结。

【辅助检查】

1．鼻窦 CT 检查 可见左侧上颌窦、筛窦内软组织密度影，左侧鼻腔见低密度肿物影，截面大小约 44.5mm×15.3mm，CT 值约为 42HU，各鼻窦骨质结构未见吸收破坏（图 7-2-1）。

2．组织活检病理检查 结合 HE 染色的组织形态及免疫组化结果符合高分化鳞状细胞癌伴坏死，部分符合乳头状鳞状细胞癌。

3．颈部淋巴结超声检查 示双侧颈部可探及数枚椭圆形淋巴结声像，皮髓结构尚清晰，右侧大者约 11.5mm×5.9mm，左侧大者约 10.3mm×5.6mm，CDFI 其内可见血流信号。

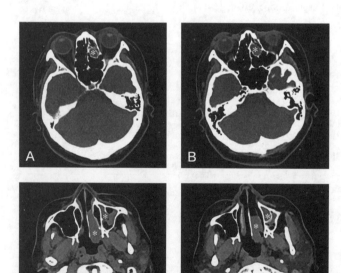

图 7-2-1 左鼻腔高分化鳞状细胞癌的鼻窦 CT 检查表现

A. 可见左侧筛窦内病损（*）；B. 可见左侧筛窦内病损（*）；C. 左侧上颌窦及鼻腔内病损；D. 左侧上颌窦及鼻腔内病损（*）。可见左侧筛窦、上颌窦及鼻腔内软组织密度影（*），各窦壁骨质未见明显破坏。

【术前诊断】

左鼻腔恶性肿瘤。

鼻腔鼻窦高分化鳞状细胞癌缺乏特征性影像学表现，多为形状不规则、密度不均的软组织影，周围伴有骨质破坏及囊变。因鼻腔鼻窦鳞状细胞癌 FDG 代谢增高，不同阶段代谢及骨质破坏有差异，故可利用 ^{18}F-FDG PET/CT 或 ^{18}F-FDG PET/MR 帮助判断其分级，高分化鳞状细胞癌的放射性摄取程度要低于低分化鳞状细胞癌，且高分化鳞状细胞癌的 ADC 图信号高于低分化鳞状细胞癌[1]。要明确诊断仍须行组织病理学活检、免疫组化检查及荧光原位杂交检测。

【治疗方案】

全身麻醉下行鼻内镜下左鼻腔肿物切除术，左上颌窦开放术，左侧中鼻甲切除术。

【手术过程】

患者全身麻醉后，1% 利多卡因及肾上腺素棉片收缩左侧鼻腔黏膜。鼻内镜下见左侧鼻腔充满菜花样质脆新生物，取部分新生物送术中冰冻病理检查提示"（左侧鼻腔）高分化癌，待常规组织病理学检查结果明确分类"。探查见肿物根部附着于中鼻甲后端，左侧中鼻道见菜花样肿物阻塞。

以切削钻彻底切除左侧中鼻道及中鼻甲病变组织，切除钩突，开放左侧上颌窦，吸净窦腔内潴留的脓性分泌物，见窦腔内黏膜正常予以保留。检查术区无病变残留，予以充分止血，填塞止血材料及鼻腔膨胀止血海绵。结束手术。

鼻腔鼻窦高分化鳞状细胞癌目前多采用手术切除+辅助放化疗的治疗方式。随着内镜技术的发展，临床上手术常规应用内镜下等离子射频消融术，抑制炎症反应、促进创面愈合，降低并发症。针对范围较大，手术难以完全清除的肿物，可采取术前新辅助化疗缩小肿物，以保证手术顺利进行。在完整切除肿物的基础上，可应用术后放疗杀灭残余肿瘤细胞，降低复发及转移率[2]。

【病理学检查】

诊断为：高分化鳞状细胞癌伴坏死，部分符合乳头状鳞状细胞癌。

1. 组织病理学检查 光镜下可见鳞状细胞增生，表面过度角化，可见角化珠，有局部坏死灶，局部少量乳头状增生表面不全角化。

2. 免疫组化检查 CK5/6 部分（+），CK8/18（+），P40（+），P63（+），P16（+），SYN（-），CgA（-），CD56（-），TTF-1（-），Ki67（约 60%）。

3. 荧光原位杂交检测 EBER（-）。

高分化鳞状细胞癌具有显著的特异性角化现象，头颈部常见的高分化鳞状细胞癌主要包括角化性鳞状细胞癌和乳头状癌，镜下可见癌巢结构类似鳞状上皮分化层次，典型者可于癌巢中心形成角化珠。癌细胞异型性不显著，核分裂象少见，但可有间质浸润。

【术后处理】

术后定期复查随访。

【随访及预后】

出院后随访 6 个月未出现局部复发及远处转移。

回顾性分析表明，鼻腔鼻窦鳞状细胞癌的五年总生存率接近 54.5%，复发率接近 42.7%。各种肿瘤特征，包括 T 分期晚期、淋巴结转移、上颌窦起源和 HPV 阴性状态，都与生存率降低有关[1]。鼻腔鼻窦高分化鳞状细胞癌发生淋巴结及远处转移的概率较低，与中－低分化鳞状细胞癌相比预后相对较好。

小结

有针对接受内镜下鼻腔恶性肿瘤切除术患者进行的系统回顾研究表明，无论肿瘤分期如何，高级别（低分化）肿瘤患者的预后都差于低级别（高分化）肿瘤，强调了鼻腔鼻窦鳞状细胞癌的肿瘤分级对预后判断及治疗方案选择的重要意义。随着影像学技术的发展，可通过无创方式利用 ^{18}F-FDG PET/CT 或 ^{18}F-FDG PET/MR 对鼻腔鼻窦鳞状细胞癌的分级进行初步判断[3]。鼻腔鼻窦低分化鳞状细胞癌在临床及组织学上需与鼻腔未分化癌进行鉴别，因鼻腔未分化癌无论作为具有神经内分泌特征的低分化实体，还是起源于鼻窦黏膜鳞状上皮层的未分化肿瘤，其治疗方案均倾向于包括化疗在内的多模式治疗，而低分化鳞状细胞癌首选手术及辅助放疗，不同治疗方式的选择将对预后造成重要影响。

参考文献

[1] TONG C, PALMER J N. Updates in the cause of sinonasal inverted papilloma and malignant transformation to squamous cell carcinoma. CurrOpinOtolaryngol Head Neck Surg, 2021, 29(1): 59-64

[2] MURR A T, LENZE N R, WEISS J M, et al. Sinonasal squamous cell carcinoma survival outcomes following induction chemotherapy vs standard of care therapy. Otolaryngol Head Neck Surg, 2022, 8: 1945998221083097

[3] OZTURK K, GENCTURK M, CAICEDO-GRANADOS E, et al. Appropriate timing of surveillance

intervals with whole-body (18)F-FDG PET/CT following treatment for sinonasal malignancies. Eur J Radiol, 2019, 118: 75-80

病例3 上颌窦非角化型鳞状细胞癌

鼻腔鼻窦鳞状细胞癌（sinonasal squamous cell carcinoma，SNSCC）是目前为止最常见的鼻腔鼻窦恶性肿瘤。约占鼻腔鼻窦恶性肿瘤的60%~75%。该疾病病因尚不明确，研究表明其发生可能与工业暴露及吸烟等致癌物刺激、慢性炎症刺激、良性肿瘤恶变、免疫功能异常、基因突变、表观遗传学改变等因素相关。该肿瘤最常发生于鼻腔，其次为上颌窦。

【病史摘要】

患者，女性，26岁，因"右上牙痛2个月，鼻塞1个月，右眼溢泪3天"入院。患者入院前2个月无明显诱因出现持续性右上牙痛，自行应用抗生素治疗后症状减轻。1个月前出现右侧间断、交替性鼻塞，逐渐加重转为持续性，偶有脓涕，伴有右侧面颊部胀痛及麻木不适感，自觉明显嗅觉减退，偶有涕中带血，无大量鼻出血。3天前出现右眼溢泪，无明显视力改变。病程中体重无明显下降，一般情况尚可，睡眠欠佳。门诊以"鼻部肿物"收入院。

鼻腔鼻窦非角化型鳞状细胞癌好发于中老年人，男性发病率相对较高。该病多见于鼻窦，其中最常见于上颌窦，其次为筛窦，额窦及蝶窦较少见。因其可合并息肉、乳头状瘤等病变，早期症状较轻，故易发生误诊。随着肿瘤进展侵犯周围结构可出现颜面部或上腭致面部胀痛、麻木或感觉异常、硬腭肿块、张口受限等，侵入眶内可致溢泪、眼球突出及活动受限、视力障碍等，侵入颅内可致头痛及中枢神经功能障碍。鼻腔鼻窦非角化型鳞状细胞癌较少出现淋巴结及远处转移[1]。

【查体】

1. **全身查体** 未见明显异常。
2. **专科查体** 见外鼻无畸形，鼻前庭皮肤无疖肿、无皲裂，鼻腔黏膜及双侧下鼻甲稍充血，双下鼻甲略大，鼻腔黏膜水肿，麻黄碱收缩黏膜可，右侧中鼻道可见淡粉色分叶状新生物突出，质软，表面无溃疡及出血，中鼻道及总鼻道内可见少量脓性分泌物。鼻中隔轻度不规则偏曲，右侧上颌窦体表投影区压痛。右侧颈部可触及肿大淋巴结。

【辅助检查】

1. **鼻窦MRI检查** 可见右侧上颌窦、筛窦及右侧鼻腔内团块状等T_1、稍长T_2信号，信号不均，脂肪抑制呈稍高信号，大小约48mm×43mm×49mm，边界尚清。鼻窦内见长T_2信号（图7-3-1）。

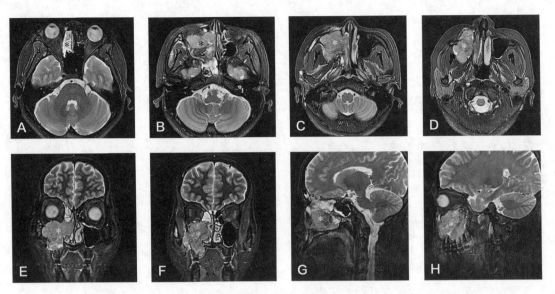

图 7-3-1　右侧鼻腔鼻窦非角化性鳞状细胞癌的鼻窦 MRI 检查表现

A. T_2WI IDEAL 水平位；B. T_2WI IDEAL 水平位；C. T_2WI IDEAL 水平位；D. T_2WI IDEAL 水平位；
E. STIR 冠状位；F. STIR 冠状位；G. T_2WI IDEAL 矢状位；H. T_2WI IDEAL 矢状位。可见右侧上颌窦、筛窦及右侧鼻腔内团块状等 T_1 稍长 T_2 信号（＊），信号不均，脂肪抑制呈稍高信号，病变向右侧外上方突破眶下壁，向下侵入右侧上颌骨，部分侵及右侧上列牙根。

　　2. 组织活检病理检查　结合 HE 染色的组织形态及免疫组化检查结果符合非角化型鳞状细胞癌。

　　3. 颈部淋巴结超声检查　示双侧颈部可探及数枚椭圆形淋巴结声像，右侧大者约 20.6mm×11.3mm，回声欠均匀，皮、髓质结构不清，左侧大者约 12.1mm×6.5mm，皮、髓质结构尚清晰，CDFI 其内可见血流信号。

【术前诊断】

　　右鼻腔鼻窦恶性肿瘤。

　　鼻腔鼻窦非角化型鳞状细胞癌 CT 上多表现为鼻腔鼻窦部形状不规则、密度不均匀的软组织密度影，周围骨质多有破坏，增强扫描可呈中度不均匀强化。MRI 上常表现为外生性生长的不规则信号，T_1WI 呈等信号或稍低信号，T_2WI 呈稍高信号，信号可不均匀。增强后可见明显强化[2]。但上述表现较其他同样可造成邻近结构侵犯及骨质破坏的鼻腔鼻窦恶性肿瘤并不典型，故必要时需比较通过弥散扩散成像（DWI）基础上测量到的表观弥散系数（ADC）来对不同恶性肿瘤进行鉴别。非角化型鳞状细胞癌在鼻腔鼻窦的发生较少见，需结合患者的临床表现、鼻内镜检查、影像学检查等综合分析，明确诊断仍需依赖组织病理学检查。该疾病需与嗅神经母细胞瘤、基底细胞样鳞状细胞癌、内翻性乳头状瘤、神经内分泌癌、无色素性黑色素瘤、伴睾丸核蛋白（NUT）的中线癌等相鉴别。

【治疗方案】

全身麻醉下行鼻内镜下右侧鼻腔、上颌窦肿瘤切除术，右筛窦、上颌窦开放术。

【手术过程】

患者全身麻醉后，以肾上腺素棉片收缩右侧鼻腔黏膜。1%利多卡因及少许肾上腺素于术区行浸润麻醉。鼻内镜下见右侧鼻腔外侧壁向内膨隆，右侧钩突向内移位，局部骨质吸收破坏。

切除右侧钩突，清除中鼻道内干酪样分泌物，开放筛窦及上颌窦，见上颌窦内侧壁骨质吸收破坏，右侧上颌窦内充满分叶状肿物，质脆，易出血。取部分新生物送术中冰冻病理检查提示"上颌窦肿瘤，不除外恶性"。

术中见右侧上颌窦内壁骨质吸收破坏，于下鼻甲前缘切开鼻腔外侧壁黏膜，暴露骨质，切除下鼻甲前方部分骨质，保护鼻泪管，切除上颌窦内壁及肿瘤组织。见肿瘤向后侵袭，破坏上颌窦后壁骨质，累及翼腭窝；向上侵袭使上颌窦上壁骨质受压吸收，累及右侧眶壁；向前侵袭破坏上颌窦前壁骨质，与面颊部软组织界限不清；向下侵袭破坏上颌窦底壁骨质，累及右侧上列牙根。

以等离子射频刀彻底清除肿瘤组织，向后至翼腭窝脂肪组织，向前达面颊部软组织，向上至右侧眶筋膜，向下至上颌窦下壁骨质。反复冲洗术腔，检查术区无病变残留，予以充分止血，填塞止血材料及鼻腔膨胀止血海绵。结束手术。

鼻腔鼻窦非角化型鳞状细胞癌的治疗目前多采用手术切除＋放疗的综合治疗方式，具体方案取决于肿瘤发生的部位及侵及范围，肿瘤范围较局限者首选手术切除。手术多采用鼻内镜下应用等离子射频技术完全切除肿物，肿瘤侵犯范围广泛者可用导航系统定位。因非角化型鳞状细胞癌对放疗敏感程度高于角化型鳞状细胞癌，故针对病变范围广泛者宜加用放疗，术前放疗可利于缩小肿块，降低完整切除肿瘤的难度，增加其可行性，术后放疗用于提高局部控制率，降低转移和复发风险。同时，化疗也是治疗鼻腔鼻窦恶性肿瘤的重要辅助方案，有研究显示针对鼻腔鼻窦非角化型鳞状细胞癌化学治疗也有抑制肿瘤增长的效果，但目前不作为主要治疗手段[3, 4]。

【病理学检查】

诊断为：非角化型鳞状细胞癌。

1. 组织病理学检查　光镜下可见圆柱形肿瘤细胞呈浸润性生长，形成片状结构，基底膜完整，细胞核呈均匀卵圆形，核仁明显，有丝分裂活跃，局部可见不规则巢状浸润灶。

2. 免疫组化检查　CK5/6（＋），P40（＋），P63（＋）。

3. 荧光原位杂交检测　EBER（－）。

非角化型鳞状细胞癌大体病理标本多为粉红或灰白色组织，质脆易出血，表面可伴糜烂。光镜下可见肿瘤细胞多为圆柱形，呈乳头状或内翻浸润性生长，排列呈栅栏状垂直于基底膜。浸润灶多边界清楚。个别细胞也可出现少量角化。鼻腔鼻窦非角化型鳞状细胞癌的免疫组化常表现为 CK5/6、P40、P63 的弥漫性强阳性，S-100 和 NUT1 阴性。

【术后处理】

术后转入放疗科放疗，定期复查随访。

术后调强适型放射治疗，病灶区域剂量 Dt50Gy/（25 次，5 周），高危区域局部追量至 Dt60Gy/6 周，颈部预防性照射剂量 Dt50Gy/（25 次，5 周）。同期顺铂方案化疗。

【随访及预后】

出院后随访 6 个月未出现局部复发及远处转移。

鼻腔鼻窦非角化型鳞状细胞癌的预后优于角化型鳞状细胞癌，其五年总生存率为 36%~45%，高于角化型鳞状细胞癌（11.5%~28%），可能与其对放疗的敏感程度更高有关。其感染 HPV 的概率为 30%~50%，HPV 阳性的患者预后更佳。相较于角化型和非角化型鳞状细胞癌，乳头状鳞状细胞癌的五年生存率更高，而梭形细胞鳞状细胞癌的预后相对最差 [5]。

| 小结 |

近年来，随着分子检测技术的发展，有研究将分子图谱整合到组织病理学分类中，基于蛋白质表达、染色体易位、特定基因突变及致癌病毒感染等因素，将鼻腔鼻窦鳞状细胞癌重新进行了亚群界定，将鼻腔鼻窦鳞状细胞癌分为 *EGFR* 扩增型、*EGFR* 突变型、*KRAS* 突变型、高危 HPV 相关型（单表型）、高危 HPV 相关型（复合表型）及 DEK: AFF2 易位型，并对各亚型进行分析，发现不同分子亚型的鼻腔鼻窦鳞状细胞癌在组织病理学水平各有特点，且预后存在差异。其中高危 HPV 相关型预后相对较好，而 *EGFR* 突变型复发风险高，预后较差，DEK: AFF2 易位型存在淋巴结及远处转移倾向。该分型方式在未来可能对鼻腔鼻窦鳞状细胞癌的治疗及预后判断产生积极意义 [6]。

参考文献

[1] AL-QURAYSHI Z, SMITH R, WALSH J E. Sinonasal squamous cell carcinoma presentation and outcome: A national perspective. Ann Otolrhinollaryngol, 2020, 129(11): 1049-1055

[2] ABRAHAM J. Imaging for head and neck cancer. SurgOncol Clin N Am, 2015, 24(3): 455-471

[3] MURR A T, LENZE N R, WEISS J M, et al. Sinonasal squamous cell carcinoma survival outcomes following induction chemotherapy vs standard of care therapy. Otolaryngol Head Neck Surg, 2022, 8: 1945998221083097

[4] KILIC S, KILIC S S, BAREDES S, et al. Comparison of endoscopic and open resection of sinonasal squamous cell carcinoma: a propensity score-matched analysis of 652 patients. Int Forum Allergy Rhinol, 2018, 8(3): 421-434

[5] CHOWDHURY N, ALVI S, KIMURA K, et al. Outcomes of HPV-related nasal squamous cell carcinoma. Laryngoscope, 2017, 127(7): 1600-1603

[6] BISHOP J A, GAGAN J, PATERSON C, et al. Nonkeratinizing squamous cell carcinoma of the sinonasal tract with dek-aff2: further solidifying an emerging entity. Am J SurgPathol, 2021, 45(5): 718-720

病例 4 上颌窦腺样囊性癌

唾液腺肿瘤是常见的颌面部肿瘤，多见于老年人，女性患病率高于男性。腺样囊性癌在头颈部肿瘤中的占比约为 3%～5%，最常见于舌部的小唾液腺、颊黏膜和上颚，其次则是头颈的其他部位，如鼻窦、唇、喉、气管、鼻泪管和外耳道等[1]。另外，发生在鼻窦的腺样囊性癌的发病率在所有鼻窦恶性肿瘤中排第 2 位，该病在任何年龄均可发病，但最常见于 50～60 岁[2]。

唾液腺恶性肿瘤根据肿瘤分化程度分为 3 类。高度恶性肿瘤包括低分化黏液表皮样癌、腺样囊性癌、鳞状细胞癌、肌上皮癌及未分化癌等。中度恶性肿瘤包括基底细胞腺癌、乳头状囊腺癌、多形性腺瘤、黏液腺癌等。低度恶性肿瘤包括腺泡细胞癌、高分化黏液表皮样癌、多形性低度恶性腺瘤、上皮 – 肌上皮癌等[3]。高度恶性的唾液腺肿瘤颈淋巴结或远处转移率较高，术后易复发，预后较差。低度恶性的唾液腺肿瘤颈淋巴结及远处转移率较低，虽可出现术后复发，但相对预后较佳。中度恶性的唾液腺肿瘤其生物学行为及预后介于上述两者之间[4]。本病例患者的病理类型为腺样囊性癌，也是最多见的唾液腺恶性肿瘤；其次是黏液表皮样癌；第 3 位是多形性腺瘤。因此本节主要讨论腺样囊性癌。

【病史摘要】

患者，男性，43 岁，因"反复鼻塞 5 年，伴反复鼻出血 2 年"入院。患者 5 年前无明显诱因出现左侧鼻塞，症状进行性加重，于 2 年前出现间断性鼻出血、流清涕，面颊部隆起伴疼痛麻木，伴头痛、头胀，近半年左眼偶有视物模糊，无眼球突出，眼球运动可，无耳前及颈部淋巴结肿大。无流脓涕，无发热，无消瘦，无咀嚼困难。门诊以"鼻腔肿物"收入院。病程中患者体重 2 年内减轻 8kg，饮食及夜间睡眠可，二便正常。

发生于鼻部的腺样囊性癌的特点是生长缓慢、侵犯周围神经、局部多发且易复发。最常见的肿瘤发生部位是鼻腔和鼻窦，临床表现取决于肿瘤的部位及肿瘤的大小，主要症状为单侧鼻塞、反复血涕，肿瘤侵犯周围组织可出现头痛、眼球突出、面部麻木等症状，若肿瘤位于鼻咽部者主要表现为咽部异物感和回吸血涕。由于缺乏特异性症状，大多数患者在就诊时已属晚期。

【查体】

1. **全身检查**　未见明显异常。

2. **专科查体**　外鼻无畸形，鼻前庭皮肤无红肿、疖，鼻中隔偏曲，左侧鼻腔黏膜慢性充血，鼻腔见一暗红色新生物堵塞，未见左下鼻甲及其余鼻甲，左侧上颌窦窦体表投影区压痛。右侧鼻腔未见明显异常。

【辅助检查】

1. **鼻窦 CT 检查**　示（左侧鼻腔）占位。

2. **鼻窦 MRI 检查**　示左侧鼻窦及鼻腔内可见团状等 T_1 长 T_2 信号，病变最大径约为 66mm，Gd-DTPA 增强扫描病灶不均匀明显强化，左侧鼻腔狭窄（图 7-4-1）。

3. **组织病理学活检**　（左上颌窦）唾液腺型肿瘤，倾向恶性，可试做免疫组化进一步分析。

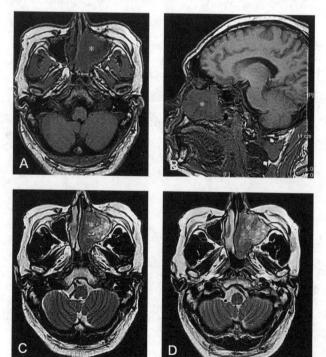

图 7-4-1　鼻腔（左上颌窦）腺样囊腺瘤的鼻窦 MRI 检查表现

A. T_1WI; B. T_1WI; C. T_2WI; D. T_2WI。左侧鼻窦及鼻腔内可见团块状等 T_1 长 T_2 信号（*），病变最大径约为 66mm，Gd-DTPA 增强扫描病灶不均匀明显强化，左侧鼻腔狭窄。

【术前诊断】

鼻腔肿瘤。

鼻腔及鼻窦的腺样囊性癌最为常用的影像学检查是CT和MRI，通过影像学检查可见肿物邻近的骨质受压，窦腔膨胀，窦壁骨质变薄或呈虚线状改变。肿瘤密度不均，有大小不等的低密度区。此外，还具有沿神经生长的特性，因此肿瘤可经卵圆孔后进入颞下窝、翼腭窝、眶下裂，肿瘤沿鼻腭神经侵犯腭骨，甚至侵及海绵窦和颅内。通过CT检查可初步确定骨组织受累情况进而确定肿瘤的部位和范围，腺样囊性癌CT平扫呈中等或稍低密度，增强扫描呈轻或中度强化。而MRI可初步鉴别病变是否为炎性或肿瘤性病变，腺样囊性癌在MRI上表现为T_1WI等或稍低信号，T_2WI等或高信号，中等或明显强化[6]。需要注意的是，腺样囊性癌需与鳞状细胞癌鉴别，首先腺样囊性癌呈多发囊性或筛囊状的表现、T_2信号相对较高，腺样囊性癌一般窦腔膨大、骨质受压较常见，而鳞状细胞癌常表现为虫蚀状骨质破坏，受压改变一般少见，通过病理学及免疫组化检查能进一步明确诊断。

【治疗方案】

全身麻醉下行鼻内镜左眼眶肿物切除术。

【手术过程】

患者取仰卧位，全身麻醉插管后，术区常规消毒铺巾。以肾上腺素盐水纱条收缩鼻腔黏膜，1%利多卡因及少许肾上腺素于术区行浸润麻醉。内镜下可见左侧鼻腔外侧壁明显向内膨隆，下鼻甲向上移位，鼻腔明显狭窄。收缩效果不佳。鼻腔中后部可见分叶状肿物阻塞，切除部分肿物后发现肿物来源上颌窦。上颌窦自然口已扩大变形，上颌窦内可见大量肿物。

自下鼻甲用前端紧邻梨状缘处切开鼻腔外侧壁，剥离黏膜，暴露上颌骨，咬除梨状孔前端，进入上颌窦内。见上颌窦内侧壁骨质已破坏，肿物侵及鼻泪管、全程下鼻甲黏膜，梨状孔边缘骨质较薄。用等离子射频刀完整切除肿物，切除下鼻甲、鼻腔外侧壁黏膜至安全范围。清理上颌窦内肿物，见上颌窦前部中部骨质部分吸收破坏，上颌窦后外侧壁部分黏膜尚可。上颌窦顶部黏膜受侵，骨质完整。上颌窦底黏膜受侵，骨质可。彻底切除上颌窦内所有黏膜。探查见蝶腭孔附近有肿物，以等离子射频刀烧灼蝶腭孔，肿物可以沿腭大神经生长。用等离子射频刀彻底切除肿物。

检查术腔，见肿物切除完全无残留，鼻咽部光滑未受累。切除组织送术后病理学检查。检查无活动性出血，填塞术腔。结束手术。

鼻腔鼻窦腺样囊性癌主要采用手术结合放疗的治疗方案。完整的外科手术切除是鼻腺样囊性癌手术原则。对于上颌窦的腺样囊性癌需行上颌骨部分切除或全切除，如肿瘤侵犯眼眶且仅有眶骨膜受累，切除眶骨膜后不需处理眶内容物。若肿瘤侵及眼球或视神经，则需同时行眶内容物切除。鼻窦腺样囊性癌的特征是沿周围神经隐匿性生长，导致颅底或颅内扩展。多数患者发现已属晚期并累及周围重要组织结构，使得治疗难度增加。由于鼻腔鼻窦解剖位置深，毗邻翼腭窝、眼眶、颅底颞叶等重要结构和器官，手术往往难以获得阴性切缘，因此术后辅助放疗显得尤为重要[5]。

【病理学检查】

诊断为：（左上颌窦）腺样囊腺瘤。

1. 组织病理学检查 光镜下见肿瘤细胞无包膜，与周围组织分界不清，肿瘤细胞呈管状、筛状或实性排列，其中含有许多大小不等的圆形或卵圆形囊性腔隙，内含黏液样物质，可见肿瘤细胞对神经周围的侵犯。

2. 免疫组化检查 Calponin（部分＋），CD117（部分＋），CK（部分＋），CK5/6（部分＋），CK7（部分＋），P63（部分＋），S-100（少量＋），DOG-1（－），EMA（少量＋），Ki67（热点约20%）。

【术后处理】

术后转入肿瘤内科后按高危组方案进一步化疗，方案为TP（白蛋白紫杉醇＋洛铂），已进行3个周期。

【随访及预后】

出院后随访3个月余尚未发现局部复发及远处转移。

鼻腔鼻窦腺样囊性癌是一种罕见的恶性肿瘤，大多患者发现时已属晚期或累及重要组织结构，使治疗更加困难，外科手术是原发肿瘤的主要治疗方法，完全的切除阴性边缘的肿瘤，能够取得更好的生存结果。伴周围神经浸润的患者远处转移的风险明显升高。高度恶性及未分化癌等预后较差。目前鼻腔鼻窦腺样囊性癌患者的整体五年总生存率为55%～70%，十年总生存率约为40%[6]。

小结

鼻腔鼻窦腺样囊性癌术后局部易复发且预后差，因此加强随访对预后也有重要影响。术后放疗可控制局部复发，延缓复发时间，但是否能够带来长期获益仍有争议。对于侵犯重要结构（如颈动脉、海绵窦、视神经）或者若根治性手术可能严重影响患者的生活质量的患者，可以采取保留功能的次全切除肿瘤，然后辅助放射治疗。单纯采取放疗效果不佳，而同步化疗目前效果尚不确切。对于晚期转移性患者主要以全身

治疗为主 [7]。

　　质子束治疗、碳离子放射治疗或两者联合治疗成为鼻腺样囊性癌的一种新的治疗选择，并可获得 60% 的局部癌肿控制率。靶向药物目前主要针对复发或转移性鼻腺样囊性癌。有关研究表明，MYB 转录因子是包括鼻窦腺样囊性癌在内的多种肿瘤的合适治疗靶点，目前被报道具有最高的缓解率的药物为乐伐替尼，但缓解率仅有 10.7%，因此靶向药物治疗仍需进一步深入研究 [8]。

参考文献

[1]　CANTU G. Adenoid cystic carcinoma. An indolent but aggressive tumour. Part A: from aetiopathogenesis to diagnosis. Acta Otorhinolaryngol Ital, 2021, 41(3): 206-214

[2]　HUANG Z, PAN J, CHEN J, et al. Multicentre clinicopathological study of adenoid cystic carcinoma: A report of 296 cases. Cancer Med, 2021, 10(3): 1120-1127

[3]　中华口腔医学会口腔颌面外科专业委员会涎腺疾病学组，中国抗癌协会头颈肿瘤外科专业委员会涎腺肿瘤协作组. 涎腺肿瘤的诊断和治疗指南. 中华口腔医学杂志，2010，45（3）：131-134

[4]　MICHEL G, JOUBERT M, DELEMAZURE A S, et al. Adenoid cystic carcinoma of the paranasal sinuses: retrospective series and review of the literature. Eur Ann Otorhinolaryngol Head Neck Dis, 2013, 130(5): 257-262

[5]　TIRELLI G, CAPRIOTTI V, SARTORI G, et al. Primary adenoid cystic carcinoma of the frontal sinus: Case description of a previously unreported entity and literature review. Ear Nose Throat J, 2019, 98(4): E8-E12

[6]　TROPE M, TRIANTAFILLOU V, KOHANSKI M A, et al. Adenoid cystic carcinoma of the sinonasal tract: a review of the national cancer database. Int Forum Allergy Rhinol, 2019, 9(4): 427-434

[7]　CHANG C F, HSIEH M Y, CHEN M K, et al. Adenoid cystic carcinoma of head and neck: A retrospective clinical analysis of a single institution. Auris, Nasus, Larynx, 2018, 45(4): 831-837

[8]　CASTELNUOVO P, TURRI-ZANONI M. Adenoid cystic carcinoma. Adv Otorhinolaryngol, 2020, 84: 197-209

病例 5　筛窦 – 颅底唾液腺导管癌

　　鼻腔鼻窦腺癌（sinonasaladenocarcinoma）是起源于上皮细胞的恶性肿瘤，原发鼻腔鼻窦腺癌发病率较低，约占鼻腔鼻窦上皮源性恶性肿瘤的 4%，多见于男性，肿瘤可位于筛窦、鼻腔、上颌窦等处。根据不同组织学特征，主要分为肠型腺癌及非肠型腺癌，其中非肠型腺癌包括起源于鼻腔黏膜浆膜黏液腺的唾液腺型腺癌和非唾液腺腺癌。唾液腺型腺癌中，唾液腺导管癌（salivary duct carcinoma，SDC）是一类少见的、由唾液腺导管上皮发生的高度恶性肿瘤，属于一种与低分化乳腺导管癌相似的侵袭性唾液腺腺癌，在 WHO（2017）唾液腺肿瘤组织学新分类中被列为一类独立的肿瘤，最常发生于腮腺，其次为下颌下腺及小唾液腺，于鼻腔鼻窦部罕见[1]。该病多发于老年男性，病因尚不明确，可能与免疫缺陷、致癌基因突变等因素相关。

【病史摘要】

患者，男性，73 岁，因"左眼胀痛 2 个月，鼻塞 1 个月"入院。患者入院前 2 个月无明显诱因出现左眼胀痛，症状进行性加重，有午后低热，自行应用解热镇痛类药物效果欠佳。1 个月前出现鼻塞，偶有清水样涕，无脓涕，无涕中带血，无大量鼻出血，自觉嗅觉减退。左侧面颊部隆起伴肿胀感，咀嚼时左侧面颊部疼痛。左眼球突出、活动尚可，出现复视。病程中体重减轻，一般情况欠佳。门诊以"鼻腔鼻窦肿物、眼眶肿物"收入院。

唾液腺导管癌罕见，其恶性程度高，常为广泛性病变，肿瘤体积大，并波及周围组织，常表现为腮腺或下颌下腺区无痛性肿块，发生于鼻腔鼻窦部的肿瘤早期症状可与鼻腔鼻窦炎性疾病相似，主要为鼻塞、鼻出血、嗅觉减退及头痛等。该肿瘤生长迅速，呈浸润性生长，可侵犯颜面部软组织、翼腭窝、颞下窝、眼眶、颅底等周围重要组织结构，可导致颜面部肿胀疼痛、感觉异常、头痛及中枢神经系统功能障碍、眼球活动受限、眼球突出、溢泪、复视、斜视、视力改变等症状，该肿瘤的颈部淋巴结转移率高，常累及颈部深淋巴结，并易发生远处转移，最常见为肺转移[2]。

【查体】

1. 全身查体 未见明显异常。

2. 专科查体 见外鼻无畸形，鼻前庭皮肤无疖肿、无皲裂，鼻腔黏膜及双侧下鼻甲稍充血，左侧鼻腔黏膜弥漫性充血肿胀，左侧下鼻甲肥大，黏膜表面不光滑，鼻腔未见明显新生物，中鼻道及总鼻道内未见异常分泌物。鼻中隔轻度不规则偏曲，左侧上颌窦体表投影区压痛。颈部未触及肿大淋巴结。

【辅助检查】

1. 鼻窦 MRI 检查 可见左侧鼻腔、筛窦、上颌窦、蝶窦，左侧眼眶区、斜坡区、鼻咽区及左侧颞部不规则形等长 T_1、等长 T_2 信号，信号不均，Gd-DTPA 增强扫描呈不均匀强化，边界不清，病变侵犯左侧眼眶及鼻咽。鼻窦信号不均，可见长 T_2 信号，增强扫描可见边缘强化。左侧眼球略向外突出。左侧面部皮下信号不均（图 7-5-1）。

2. 组织活检病理检查 结合 HE 染色的组织形态及免疫组化结果符合唾液腺型导管癌。

3. 颈部淋巴结超声检查 示双侧颈部可探及数枚椭圆形淋巴结声像，皮髓结构尚清，右侧大者约 11.1mm×5.9mm，左侧大者约 14.2mm×6.1mm，CDFI 其内可见血流信号。

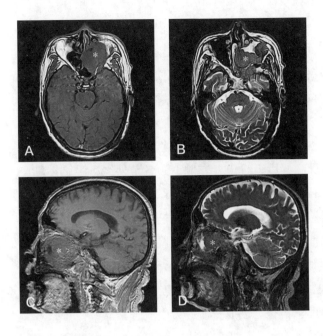

图 7-5-1 左侧鼻腔鼻窦腺癌的鼻窦 MRI
检查表现

A. 水平位 MRI 的 T_1WI；B. 水平位 MRI 的 T_2WI；C. 矢状位 MRI 的 T_1WI；D. 矢状位 MRI 的 T_2WI。可见左侧鼻腔、筛窦、上颌窦、蝶窦，左侧眼眶区、斜坡区、鼻咽区及左侧颞部不规则形等长 T_1 等长 T_2 信号（*），信号不均，Gd-DTPA 增强扫描呈不均匀强化，边界不清，病变侵犯左侧眼眶及鼻咽。

【术前诊断】

左鼻腔鼻窦恶性肿瘤。

唾液腺型导管癌在 CT 上多表现为等密度或低密度软组织影，密度不均匀，边界不清，有周围骨质侵袭破坏，常伴有钙化和坏死。增强显示实性部分呈中度至明显强化。MRI 显示肿瘤实性部分 T_1WI 呈等信号或低信号，T_2WI 呈混杂高信号，囊变坏死区呈 T_1WI 低信号、T_2WI 高信号影。鼻腔鼻窦唾液腺导管癌多为单侧发病，侵袭性强，淋巴结转移常见。其影像学角度难以与其他鼻腔鼻窦恶性肿瘤相鉴别，故需依靠病理活检及免疫组化明确诊断。该肿瘤需与唾液腺来源的转移癌、鼻腔鼻窦低级别非肠型腺癌、神经内分泌癌等相鉴别。

【治疗方案】

1. 全身麻醉下行鼻内镜下左鼻腔肿物切除术，左上颌窦开放术，左侧中鼻甲切除术。
2. 全身麻醉下行左侧颈淋巴结清扫术。

【手术过程】

1. 鼻内镜下左鼻腔肿物切除术 + 左上颌窦开放术 + 左侧中鼻甲切除术 患者全身麻醉后，1% 利多卡因及肾上腺素棉片收缩左侧鼻腔黏膜。鼻内镜下见左侧鼻腔充满质脆鱼肉样新生物，肿物累及鼻腔外侧壁。用等离子射频刀切开左侧上颌窦内侧壁，见上颌窦内充满新生物及少量脓性分泌物。取部分新生物送术中冰冻病理学检查提示"（左鼻腔鼻窦）恶性肿瘤，倾向于癌"。

于左侧下鼻甲前端附着处做纵行黏膜切口，去除部分上颌窦内壁骨质，清除上颌窦内病变组织，以等离子射频刀充分烧灼创面骨质。

术中可见肿瘤向外上累及眶内壁及部分下壁，侵入眶内，致使纸样板缺损、眶筋膜裸露，肿瘤压迫左侧内直肌，内直肌组织尚未破坏；向后侵犯翼腭窝，致翼腭窝前壁骨质破坏；向上侵犯颅底骨质侵入颅内。以等离子射频刀彻底清除术区内可见病变，检查术区无病变残留，予以充分止血，填塞止血材料及鼻腔膨胀止血海绵。结束手术。

2．左侧颈淋巴结清扫术　患者全身麻醉后，自患者左侧下颌骨角外缘，沿胸锁乳突肌前缘向下，至胸骨上窝处做弧形切口，依次切开皮肤、皮下组织和颈阔肌。游离皮瓣上至下颌骨水平，下至锁骨水平，双侧至胸锁乳突肌后缘。分离粘连，全程解剖左侧喉返神经，清扫左侧气管食管沟淋巴组织，创面止血。由左侧带状肌及胸锁乳突肌间进入，于胸锁乳突肌后方游离至后缘，游离肩胛舌骨肌，由颈内静脉表面向外剥离，清除其后方脂肪淋巴组织，清扫Ⅱ区、Ⅲ区、Ⅳ区淋巴组织，内见数枚肿大淋巴结，大者直径约1.5cm，质地中等，边界清，淋巴结分区留送病理学检查。创面止血后置引流管。

唾液腺导管癌恶性程度高，治疗以手术为主。由于肿瘤浸润性强，易经淋巴和血运转移，须作局部扩大切除。必要时需行预防性颈淋巴清扫术，并辅以放疗和化疗，预防复发及远处转移[3]。

【病理学检查】

诊断为：（左鼻腔鼻窦）腺癌。

1．组织病理学检查　光镜下见多边形细胞形成群集细胞巢，可见大小不等的囊腔形成筛状结构，胞浆嗜酸，细胞异形性明显，可见癌团块向周围广泛浸润。

2．免疫组化检查　CK7（+），CD117（+），P16（少量斑驳状+），CD43（-），CK5/6（少量+），P63（-），S-100（-），Caiponin（-），Ki67（约25%）。

该病例因肿瘤呈筛状结构，形态学上考虑腺样囊性癌、伴腺样囊性特征的鼻道HPV相关癌和唾液腺型导管癌，但免疫组化结果显示未见基底细胞，故不支持前二者，更倾向于唾液腺型导管癌。

【术后处理】

病变侵犯部分眼眶下壁和内侧壁受侵，靶区应包括整个眼眶，同时尽量保护正常眼睛。术后病灶区域放射治疗剂量为Dt50Gy/（25次，5周），高危区域局部追量至Dt60Gy/6周，颈部预防性照射剂量Dt50Gy/（25次，5周）。

【随访及预后】

出院后随访6个月未出现局部复发及远处转移。

唾液腺导管癌属高度恶性肿瘤，即使给予适当治疗预后仍差，五年总生存率约 28%～58%。常见死亡原因为远处转移，颈淋巴结转移和肿块大小是影响预后的重要因素，存在颈淋巴结转移或肿块越大，其预后越差[4]。

┤ 小结 ├

　　新近研究显示，唾液腺导管癌存在雄激素受体（AR）及 *HER2/neu* 表达增加、*PI3K* 突变等特点。其中 AR 阳性可作为唾液腺导管癌的一个潜在预后因素，AR 阳性患者的预后更好。有针对雄激素剥夺疗法（ADT）的研究显示，对于 AR 阳性复发性 SDC，ADT 可能比化疗更为可取，但其对总体预后的影响仍需更多数据支持。[3] 而针对 *Her2/neu* 靶向治疗可作为唾液腺导管癌患者的潜在补救治疗，其辅助治疗的作用值得探索。另有研究显示，黏蛋白 -1（MUC1）在唾液腺导管癌中的表达与性别、淋巴结转移、淋巴血管浸润及囊外扩张相关，并有体外实验表明黏蛋白 -1（MUC1）可作为晚期唾液腺导管癌的治疗靶点[5]。

参考文献

[1] IHRLER S, GUNTINAS-LICHIUS O, HAAS C, et al. Updates on tumors of the salivary glands: 2017 WHO classification. Pathologe, 2018, 39: 11-17

[2] AGAIMY A, MUELLER S K, BISHOP J A, et al. Primary and secondary/metastatic salivary duct carcinoma presenting within the sinonasal tract. Head Neck Pathol, 2021, 15(3): 769-779

[3] MUELLER S K, HADERLEIN M, LETTMAIER S, et al. Targeted therapy, chemotherapy, immunotherapy and novel treatment options for different subtypes of salivary gland cancer. J Clin Med, 2022, 11(3): 720

[4] GIRIDHAR P, VENKATESULU B P, YOO R, et al. Demography, patterns of care, and survival outcomes in patients with salivary duct carcinoma: an individual patient data analysis of 857 patients. Future Sci OA, 2022, 8(4): FSO791

[5] WOLBER P, MAYER M, NACHTSHEIM L, et al. Expression of mucins in different entities of salivary gland cancer: highest expression of mucin-1 in salivary duct Carcinoma: Mucin-1-highest expression in Salivary Duct Carcinoma. Head Neck Pathol, 2022

病例 6 筛窦、蝶窦嗅神经母细胞瘤

　　嗅神经母细胞瘤（olfactory neuroblastoma，ONB）是起源于嗅神经上皮的恶性肿瘤，属于小圆细胞恶性肿瘤中的一种。该肿瘤的具体起源并不明确，其起源部位多被认为是鼻

腔顶部筛板处，其他提出的起源部位包括 Jacobson 器官（犁鼻器官）、蝶腭神经节（翼腭神经节）、嗅板和位点神经节（终神经）等。其发生可能与染色体异常相关。该疾病发病率较低，仅占鼻腔鼻窦肿瘤的 3%～5%，多发于年轻女性，各年龄段均可发病[1]。

【病史摘要】

患者，男性，54 岁，因"鼻塞 5 年，加重半个月"入院。患者入院前 5 年无明显诱因出现双侧间断、交替性鼻塞，伴夜间头痛，大量黄脓涕，不易擤出，有涕回吸倒流。近半个月觉鼻塞加重呈持续性。病程中无涕中带血及鼻出血，自觉嗅觉减退，无明显面部麻木，无眼部不适及视力改变，体重无明显下降，一般情况良好。门诊以"鼻部肿物"收入院。

鼻腔鼻窦嗅神经母细胞瘤早期症状无明显特异性，鼻塞流涕症状常与普通鼻炎混淆，肿瘤侵及鼻窦后可出现头痛、进行性单侧鼻塞、鼻出血等症状，随着肿瘤增大，上述症状可逐渐加重[2, 3]。当肿瘤向周围扩散转移，形成对周围组织的压迫，则可出现嗅觉减退甚至丧失、眶周症状、脑神经麻痹、颈部肿胀等转移症状。少数患者出现内分泌异常，包括抗利尿激素分泌异常及库欣综合征[2]。

【查体】

1. 全身查体 未见明显异常。

2. 专科查体 见外鼻无畸形，鼻前庭皮肤无疖肿、无皲裂，鼻腔黏膜及双侧下鼻甲稍充血，双下鼻甲略大，鼻腔黏膜水肿，麻黄碱收缩黏膜可，右侧中鼻道可见淡红色新生物，质软，表面无溃疡出血，中鼻道及总鼻道内可见少量脓性分泌物。鼻中隔轻度不规则偏曲，各鼻窦体表投影区无明显压痛。双侧颈部未触及肿大淋巴结。

【辅助检查】

1. 鼻窦 MRI 检查 可见右侧筛窦、蝶窦内团块状等 T_1 稍长 T_2 信号，信号不均，鼻窦内见长 T_2 信号。蝶窦内见短 T_1 信号（图 7-6-1）。

2. 组织活检病理检查 结合 HE 染色的组织形态及免疫组化结果符合嗅神经母细胞瘤。

3. 颈部淋巴结超声检查 示双侧颈部可探及数枚椭圆形淋巴结声像，皮髓结构尚清，右侧大者约 13.2mm×6.7mm，左侧大者约 10.2mm×6.1mm，CDFI 其内可见血流信号。

【术前诊断】

右鼻腔鼻窦恶性肿瘤。

鼻腔鼻窦嗅神经母细胞瘤在 CT 上多表现为形态不规则的软组织密度影，边界尚清晰，呈现跨颅内外生长，内部可见囊变坏死区，偶见钙化，增强后可见明显强化。MRI 上显示边界较清晰，可有分叶，周围有膨胀性骨质破坏。婴幼儿多位于鼻腔前部，成人多位于鼻

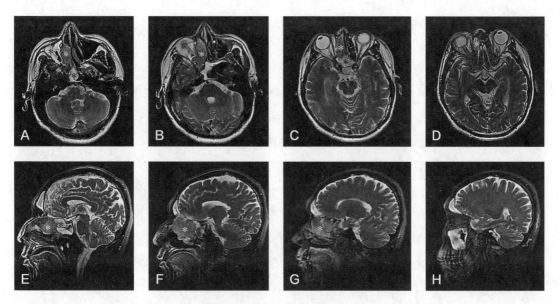

图 7-6-1　右侧鼻腔鼻窦嗅神经母细胞瘤的鼻窦 CT 检查表现

A～D. T_2WI 水平位，E～H. T_2WI 矢状位。可见右侧筛窦、蝶窦内团块状等 T_1 稍长 T_2 信号，信号不均，鼻窦内见长 T_2 信号。蝶窦内见短 T_1 信号。肿物侵犯筛顶及前颅底，前颅底骨质部分破坏（＊）。

腔中后部，同时具有膨胀性及浸润性骨质破坏，向四周侵犯：①向外，侵犯单侧或双侧筛窦，进而破坏筛窦外侧壁纸样板侵入眼眶；②向上，破坏筛板或沿嗅神经侵入颅前窝、浸润脑实质，形成颅内外沟通，呈现以筛板为中心的哑铃样或蕈伞样改变；③向后，通过眶上裂侵入眼眶，累及视神经。虽然该肿瘤在影像学上有其特异性表现，要明确诊断仍需病理活检及免疫组化作为金标准。需要与之鉴别的疾病包括横纹肌肉瘤、神经内分泌癌、小细胞癌、黑色素瘤、淋巴瘤、鼻窦低分化鳞状细胞癌、外周原始神经外胚叶瘤等[3]。

【治疗方案】

全身麻醉下行鼻内镜下右侧全组鼻窦开放术，鼻颅底肿瘤切除术。

【手术过程】

患者全身麻醉后，1% 利多卡因及肾上腺素棉片收缩左侧鼻腔黏膜。鼻内镜下见右侧鼻腔充满淡红色新生物，表面欠光滑，取部分新生物送术中冰冻病理学检查提示"（右侧鼻腔）小圆细胞恶性肿瘤，余待石蜡切片及免疫组化确诊"。

以等离子射频刀距离肿物 1cm 以上切除钩突、鼻中隔后缘，彻底切除筛窦内病变，开放上颌窦、额窦、蝶窦、吸净窦腔内潴留的脓性分泌物，窦腔内黏膜正常予以保留。

术中见肿瘤侵犯筛顶及前颅底，前颅底骨质部分缺如，硬脑膜局部暴露，部分与肿物粘连，完整切除肿物及粘连部分硬脑膜，观察左侧鼻窦及中鼻甲未受累。检查术区病变清除彻底，充分止血消毒，取左侧游离中鼻甲黏膜瓣覆盖修补颅底缺损。鼻腔填塞止血材料。结束手术。

鼻腔鼻窦嗅神经母细胞瘤目前多采用手术联合放疗的治疗方式。手术方式主要包括开放颅面联合入路手术及鼻内镜手术。因颅面入路手术为侵入性手术路径，多伴有较严重的术后并发症，如感染、脑脊液漏、颅内出血等。故临床上KadishA期和B期患者多采用鼻内镜下微创手术切除肿物。但晚期患者如存在广泛脑实质侵犯则需颅面入路手术。手术可以缓解肿瘤压迫症状并改善患者预后。晚期嗅神经母细胞瘤可伴有颈部淋巴结转移，需进行颈部淋巴结清扫及颈部根治性放疗，目前不提倡对尚未出现淋巴结转移的患者实施预防性颈部淋巴结清扫术。放疗在嗅神经母细胞瘤的治疗中也起到重要作用，可作为术前新辅助治疗方案，或应用于局部复发及转移的治疗，同时亦可作为早期病变的单独治疗。近期研究显示预防性颈部照射可显著降低淋巴结复发率。针对嗅神经母细胞的化疗尚缺乏标准化方案，最常用的是顺铂和依托泊苷的联合用药，目前多用于术前新辅助治疗或晚期出现复发及远处转移的姑息治疗。

【病理学检查】

诊断为：（右鼻腔）嗅神经母细胞瘤（多数为原位乳头状生长，少量浸润性生长）（Hyams分级Ⅲ级），伴呼吸上皮增生。

1. 组织病理学检查 光镜下可见均匀的小圆细胞组成，可见嗜酸性纤维间质背景下形成网隔状血管袢，可见团巢样的上皮样细胞丛形成菊形团。小细胞的细胞核呈圆形至椭圆形，染色深，可见核分裂象，细胞质稀少、粉染或透明。

2. 免疫组化检查 CK（+，核旁点），SYN（+），S-100（支持细胞+），CR（±），CD56（+），TTF-1（少量+），P40（上皮+），Ki67（60%）。

嗅神经母细胞瘤一般采用Hyams分级系统进行组织病理学分级，通过小叶结构、核分裂象、核多形性、菊形团、坏死、钙化六种特征性表现对肿瘤进行分级，Ⅰ级、Ⅱ级分化程度较高，Ⅲ级、Ⅳ级分化程度较低（表7-6-1）。病理分型可用于评估肿瘤预后，分级较低的患者预后更佳。

表 7-6-1 嗅神经母细胞瘤 Hyams 分级

病理特征	Ⅰ级	Ⅱ级	Ⅲ级	Ⅳ级
小叶结构	存在	存在	可无	可无
核分裂象	无	可见	较多	明显
核多形性	无	较明显	明显	显著
菊形团	可见真菊形团	可见真菊形团	可见假菊形团	无
坏死	无	无	偶有	常见
钙化	可有	可有	无	无

嗅神经母细胞瘤在免疫组化上表现为神经内分泌标记物 NSE、CgA、Syn 及 CD56 阳性，CK 通常呈阴性。支持细胞中 S-100 有强反应，Ki-67 免疫染色多具有 2%～50% 的增值指数。

【术后处理】

术后放射治疗 Dt50Gy/（25 次，5 周）。顺铂依托泊苷方案化疗 4 个周期。

【随访及预后】

出院后随访 3 年未出现局部复发及远处转移。

嗅神经母细胞瘤的五年生存率相对较高，总体存活率在 57%～93%。其预后与 Hyams 分级和 Kadish 分期有关（表 7-6-2），Hyams Ⅳ级和 Kadish D 期肿瘤的预后最差。[5] 有无硬脑膜浸润是影响预后的重要因素。术后放疗对改善各阶段嗅神经母细胞瘤患者的预后均有积极意义。虽然存活率较高，但嗅神经母细胞瘤的复发率很高，大多数发生在 5～10 年。故一般建议对患者进行 10～15 年的长期随访[4, 5]。

表 7-6-2　嗅神经母细胞瘤 Kadish 分期 [5]

分期	临床特点
A 期	肿瘤仅局限于鼻腔
B 期	肿瘤侵及鼻窦
C 期	肿瘤超过鼻腔及鼻窦
D 期	远处转移

小结

新近研究发现 82.4% 的嗅神经母细胞瘤患者可表达生长抑素受体 2（SSTR2），可对患者进行 SSTR2 靶向成像，并发现 SSTR2 靶向肽受体放射性核素治疗对转移性疾病有潜在疗效。亦有研究表明，CD105 微血管密度（CD105-MVD）在嗅神经母细胞瘤中可作为独立预后指标，其在嗅神经母细胞瘤中的表达与组织学分级和肿瘤分期呈负相关，在高肿瘤组织学分级的嗅神经母细胞瘤中存在 CD105-MVD 低表达，并提示其预后不良。在未来的研究中，微血管密度（MVD）可能成为区分肿瘤组织学分级的重要标志物[6]。

参考文献

[1] ABDELMEGUID A S. Olfactory neuroblastoma. CurrOncol Rep, 2018, 20(1): 7

[2] DECAESTECKER K, WIJTVLIET V, COREMANS P, et al. Olfactory neuroblastoma (esthesioneuroblastoma) presenting as ectopic ACTH syndrome: always follow your nose. Endocrinol Diabetes Metab Case Rep, 2019:EDM190093

[3] MCMILLIAN R A, VAN GOMPEL J J, LINK M J, et al. Long-term oncologic outcomes in esthesioneuroblastoma: An institutional experience of 143 patients. Int Forum Allergy Rhinol, 2022

[4] SAADE R E, HANNA E Y, BELL D. Prognosis and biology in esthesioneuroblastoma: the emerging role of Hyams grading system. CurrOncol Rep, 2015, 17(1): 423

[5] LECHNER M, TAKAHASHI Y, TURRI-ZANONI M, et al. Clinical outcomes, Kadish-INSICA staging and therapeutic targeting of somatostatin receptor 2 in olfactory neuroblastoma. Eur J Cancer, 2022, 162: 221-236

[6] WU L, AN J, LIU H. Prognostic value of microvessel density and its correlation with clinicopathological features in human olfactory neuroblastoma. Clin Neuropathol, 2022, 41(3): 114-121

病例 7 鼻腔 NK/T 细胞淋巴瘤

NK/T 细胞淋巴瘤是一种侵袭性非霍奇金淋巴瘤，又称中线致死性肉芽肿、血管中心性淋巴瘤等，其发病机制并不完全明确，可能与生活习惯、环境、基因遗传、肿瘤微环境、EB 病毒感染等因素有关。NK/T 细胞淋巴瘤可发生在全身任何结外器官或部位，分为鼻腔、非鼻腔上呼吸消化道和上呼吸消化道外原发三个亚组[1]。该病最好发于结外部位，如鼻腔及鼻旁口咽部，较少表现为局部淋巴结病变[2]。鼻腔 NK/T 细胞淋巴瘤男性发病率明显高于女性，比例约为 2.7 : 1，其侵袭性高，平均发病年龄是 50 ~ 60 岁，其发病有地域差异性，在南美洲和亚洲国家较为多见，发病率约占恶性肿瘤疾病的 3%，在中国南方地区和东南亚，占全部淋巴瘤 2.6% ~ 6.7%，约占结外淋巴瘤的 44%[3, 4]。

【病史摘要】

患者，男性，54 岁，因"鼻塞、流脓涕 1 个月余"入院。患者 1 个月余前无明显诱因出现左侧鼻塞，呈间断性，每于受凉、感冒后明显加重，鼻塞逐渐变为持续性，同时伴有双鼻腔较多脓涕及鼻涕倒流，常不易擤出，加重时伴左侧面颊部胀痛，患者明显感觉嗅觉减退，偶有鼻出血及涕中带血，无打喷嚏流清涕，无眼部不适及视力改变，自觉左侧鼻腔有臭味。门诊以"鼻腔肿物"收治入院。

鼻腔 NK/T 细胞淋巴瘤早期临床表现不典型，局部可有鼻塞伴脓性分泌物或血涕，下鼻甲及鼻中隔有溃疡，全身症状有发热、乏力、盗汗及消瘦等肿瘤表现。随着疾病的发展鼻塞加重，检查可见鼻腔占位性病变及邻近软组织广泛侵犯、溃疡及骨破坏，严重者可有鼻外部隆起，鼻中隔及腭部穿孔，当病变侵及眼眶、鼻窦及面部皮肤时可出现眼眶肿胀疼痛、溢泪、面部肿胀等症状，当累及咽部时可见咽黏膜肉芽肿性糜烂、溃疡。晚期患者全身症状较重，常死于大出血或全身衰竭等。

【查体】

1. 全身检查 未见明显异常。

2. 专科查体 外鼻无畸形，鼻前庭皮肤无疖肿、无皲裂，鼻腔黏膜及双侧下鼻甲充血，双下鼻甲大，左侧鼻腔可见淡粉色新生物突出，中鼻道及总鼻道内可见少许脓性渗出物。鼻中隔偏曲，各鼻窦体表投影区无压痛，左侧鼻翼部胀痛。

【辅助检查】

1. 鼻窦 CT 检查 可见双侧筛窦、上颌窦、额窦炎；双下鼻甲大；鼻中隔偏曲；左侧鼻腔及鼻面部软组织密度影（图 7-7-1）。

2. 鼻窦 MRI 检查 可见左侧鼻腔及鼻面部异常信号，见长 T_1 稍长 T_2 信号（图 7-7-2）。

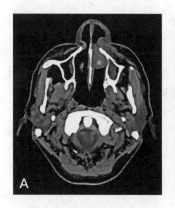
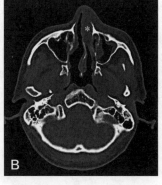

图 7-7-1　鼻腔 NK/T 细胞淋巴瘤的鼻窦 CT 检查表现

A 为 CT 骨窗，B 为 CT 软组织窗。可见双侧上颌窦、筛窦、额窦内见致密影，双侧下鼻甲增大。鼻中隔偏曲。左侧鼻腔及鼻面部软组织密度影（*）。

【术前诊断】

鼻腔肿物。

通过 CT 平扫可发现鼻腔鼻窦内的软组织密度影，该肿瘤内密度尚且均匀，骨窗可发现骨质破坏，主要呈鼻腔中线及鼻窦区域软组织肿块伴骨质破坏。骨质破坏多表现为骨质浸润性吸收，病变软组织范围明显大于骨质破坏范围。CT 增强扫描可显示出轻至中度不均匀强化。通过 MRI 可以清楚显示软组织区域，能够进一步鉴别肿瘤与炎性反应，肿瘤在 T_1WI 上表现为与肌肉相似的等信号或者稍高信号；T_2WI 表现为肌肉和鼻腔黏膜之间的信号，增强后呈轻到中度强化。本病应与 Wegener 肉芽肿、非特异性慢性溃疡相鉴别。

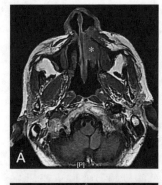
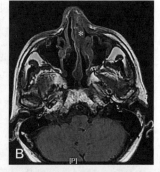
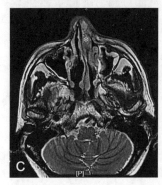
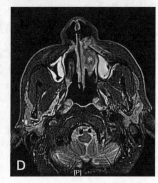

图 7-7-2　鼻腔 NK/T 细胞淋巴瘤的鼻窦 MRI 检查表现

A 和 B. T_1WI，C 和 D. T_2WI。可见双侧上颌窦、筛窦、额窦黏膜增厚，内可见长 T_1 和 T_2 信号，左侧鼻腔及鼻面部信号不均，可见长 T_1 稍长 T_2 信号，无明显占位效应。另可见鼻中隔偏曲和鼻窦炎。

Wegener 肉芽肿是一种以坏死性肉芽肿性血管炎为特征的系统性疾病，以毛细血管、微小动静脉受累为主。病变可累及鼻窦、咽部、眼部、耳部、口腔乃至下呼吸道和肾脏等器官，为全身性疾病。Wegener 肉芽肿临床较少见，ANCA 是其特异性血清学诊断手段。非特异性慢性溃疡为常发生于咽部及口腔的良性溃疡性疾病。病理学检查见慢性炎症性坏死性肉芽肿组织，无异型性淋巴细胞，免疫组化 CD2、CD3、CD5 及 CD56 为阴性。

【治疗方案】

全身麻醉下行鼻内镜下应用等离子射频技术左侧鼻腔肿物切除术 + 左侧下鼻甲部分切除术 + 左侧筛窦、上颌窦开放术。

【手术过程】

患者全身麻醉后，术区常规消毒铺单。用肾上腺素盐水纱条行双侧鼻腔填塞，以收缩麻醉鼻腔黏膜。

术中见左侧鼻腔淡粉色新生物，根部位于下鼻甲，压迫鼻中隔与部分中鼻道，质软易出血。1% 的利多卡因注射于左侧肿物根部，切除部分肿物送术中冰冻检查结果示"（左侧鼻腔）淋巴造血系统肿瘤"。遂彻底切除左侧鼻腔病变，见鼻中隔及中鼻道黏膜正常，无侵犯，予以保留。切开钩突，常规开放并扩大上颌窦口，切除窦口水肿黏膜，吸出窦内脓性分泌物。开放筛窦，清除筛窦内病变。

最后用电刀予以创面充分止血，检查术区无病变残留，术腔通畅，填塞止血材料。结束手术。

鼻腔 NK/T 细胞淋巴瘤侵袭性高，目前无明确治疗方案，多推荐放化疗结合的综合方式治疗，手术治疗并不作为首选。早期 NK/T 淋巴瘤对放疗敏感，单纯放疗可取得较好疗效，但放疗后复发率较高，因此同期放化疗逐渐成为目前治疗趋势。晚期 NK/T 淋巴瘤推荐全身进行化学疗法，放 / 化疗桥接自体造血干细胞移植治疗 NK/T 细胞淋巴瘤具有较好的疗效和安全性，自体造血干细胞移植联合化疗可大幅度提高化疗药物对肿瘤细胞的杀伤作用，考虑作为Ⅲ期 /Ⅳ期患者缓解后的首选巩固治疗方法。PD-1/PD-L1 可以直接抑制肿瘤细胞，并间接抑制巨噬细胞，单次或联合使用 PD-1/PD-L1 抑制剂有较好的临床效果。对于复发后的晚期 NK/T 淋巴瘤或难治性 NK/T 淋巴瘤可考虑应用异体造血干细胞移植[5]。

【病理检查】

诊断为：NK/T 细胞淋巴瘤。

1. 组织病理学检查 镜下可见大量的凝固性坏死及炎细胞浸润，在凝固性坏死和多种炎症细胞混合浸润的背景上肿瘤性淋巴样细胞散布或呈弥漫性分布。病变区域可见异型淋巴细胞，核分裂象多见，部分围绕血管生长。

2. 免疫组化检查 CD20（−），CD21（−），CD3（＋），CD30（−），CD5（−），CD56（＋）。CK（上皮＋），GranzymeB（＋），Ki67（约90%），TIA-1（＋）。

3. 荧光原位杂交检测 EBER（＋）。

【术后处理】

术后联合放疗科予以规律放疗（放疗剂量为 50～60Gy，5 次 / 周，2Gy/ 次），并予以 SMILE（地塞米松、甲氨蝶呤、异环磷酰胺、L- 天冬酰胺酶和依托泊苷）方案系统化疗。

【随访及预后】

出院后随访 8 月均无局部复发及远处转移。

鼻腔 NK/T 细胞淋巴瘤的预后与年龄、EBV 抗体、临床分期及治疗方案的选择等有密切关系[6]。对于Ⅰ期 /Ⅱ期 NK/T 细胞淋巴瘤患者，序贯化放疗较单纯放疗能明显改善患者 2 年总生存期（OS）和无进展生存期（PFS）。对于低危患者，单纯放疗的 5 年 OS 和 PFS 率分别是 88.8% 和 79.2%，而对于高危患者，放疗 + 化疗的 5 年 OS 率为 72.2%，明显优于单纯放疗和化疗联合放疗[7]。

| 小结 |

　　鼻腔 NK/T 细胞淋巴瘤是一种少见的、侵袭性高、预后差且中位生存时间短的非霍奇金淋巴瘤。近年来随着放疗技术发展和非蒽环类化疗药物的应用，鼻腔 NK/T 细胞淋巴瘤治疗和预后有了很大进步。目前研究表明含 L- 天冬酰胺酶的化疗方案，如 SMILE（地塞米松、甲氨蝶呤、异环磷酰胺、L- 天冬酰胺酶和依托泊苷）方案[8]，可以改善 NK/T 淋巴瘤患者的预后。此外，组蛋白去乙酰化酶抑制剂和 CD38 单克隆抗体等在临床试验中已体现出应用前景，但尚需更多临床数据支持[9, 10]。

参考文献

[1] JEONG S H. Extranodal NK/T cell lymphoma.Blood Res, 2020, 55(S1):S63-S71

[2] YI W, YANG T, LIN S, et al. New approaches for treatment of advanced extranodal NK/T-Cell lymphoma. Cancer Manag Res, 2022, 14: 401-407

[3] RADOCHOVA V, RADOCHA J, NOVA M, et al. NK/T-cell lymphoma nasal type with an unusual clinical course. Indian J Dermatology Venereology Leprology, 2014, 80(6): 564-566

[4] YAMAGUCHI M, KWONG Y L, KIM W S, et al. Phase Ⅱ study of SMILE chemotherapy for newly diagnosed stage Ⅳ, relapsed, or refractory extranodal natural killer (NK)/T-cell lymphoma, nasal type: the NK-Cell Tumor Study Group study. J Clin Oncol, 2011, 29(33): 4410-4416

[5] ALLEN P B, LECHOWICZ M J. Management of NK/T-cell lymphoma, nasal type. J OncolPract, 2019, 15(10): 513-520

[6] KIM S J, KIM J H, KI C S, et al. Epstein-Barr virus reactivation in extranodal natural killer/T-cell lymphoma patients: a previously unrecognized serious adverse event in a pilot study with romidepsin. Ann Oncol, 2016, 27(3): 508-513

[7] BI X W, LI Y X, FANG H, et al. High-dose and extended-field intensity modulated radiation therapy for early-stage NK/T-cell lymphoma of Waldeyer's ring: dosimetric analysis and clinical outcome. Int J RadiatOncol Biol Phys, 2013, 87(5): 1086-1093

[8] ZHOU J, ZHANG C, SUI X, et al. Histone deacetylase inhibitor chidamide induces growth inhibition and apoptosis in NK/T lymphoma cells through ATM-Chk2-p53-p21 signalling pathway. Invest New Drugs, 2018, 36(4): 571-580

[9] WANG L, WANG H, LI P F, et al. CD38 expression predicts poor prognosis and might be a potential therapy target in extranodal NK/T cell lymphoma, nasal type. Ann Hematol, 2015, 94(8): 1381-1388

[10] HARI P, RAJ R V, OLTEANU H. Targeting CD38 in refractory extranodal natural killer cell-T-cell lymphoma. N Engl J Med, 2016, 375(15): 1501-1502

病例 8 筛窦弥漫性大 B 细胞淋巴瘤

弥漫性大 B 细胞淋巴瘤是一种成人最常见的非霍奇金淋巴瘤，主要由细胞核大于两个正常淋巴细胞的大 B 细胞构成，伴有弥漫生长的肿瘤。其发病率占非霍奇金淋巴瘤的31%~34%。在中国，该病占所有非霍奇金淋巴瘤的 45.8%，占所有淋巴瘤的 40.1%。原发于鼻部的弥漫性大 B 细胞淋巴瘤临床较为少见，约占淋巴瘤的 8.3%~20.4%，亚洲地区原发于鼻部的非霍奇金淋巴瘤主要以 NK/T 细胞性淋巴瘤为主，弥漫性大 B 细胞淋巴瘤罕见。其发病部位多位于下鼻甲和上颌窦，病灶易累及眼眶。在西方国家，绝大多数鼻咽部非霍奇金淋巴瘤都是弥漫性大 B 细胞淋巴瘤，其好发于鼻窦，症状不典型，临床易误诊[1]。单侧的鼻腔鼻窦弥漫性大 B 细胞淋巴瘤易与良性炎症性病变混淆，因此临床工作中应注意区分。

【病史摘要】

患者，女性，60 岁，因"发现左眼肿胀 2 个月"入院。患者 2 个月前发现左眼肿胀，左侧内眦部可触及包块，触之不痛，症状进行性加重，并于 1 个月前出现嗅觉减退，涕中带血。患者自诉鼻腔通气尚可，无流涕，无头痛，无反复鼻出血，视物无明显变化。病程中出现耳鸣症状，自述无耳闷胀感，无耳痛，无面部麻木感，无发热，无消瘦，无咀嚼苦难，期间未予重视未行检查治疗。门诊以"鼻部肿物"收入院。近 2 个月以来，患者体重无明显减轻，饮食及睡眠尚可，二便正常。

发生于鼻腔鼻窦的 B 细胞淋巴瘤早期多表现为鼻塞、脓涕或血涕、嗅觉减退、面部肿胀或视觉症状。部分患者可表现发热、乏力等全身症状，中晚期患者可有恶病质的临床表现[4]。当肿瘤发生于蝶窦时，因其生长部位比较隐蔽，所以症状出现较晚，患者较少出现鼻塞、鼻出血或鼻腔分泌物表现，常见的症状包括头痛和各种脑神经受侵表现，并且易侵犯海绵窦，患者亦可出现视功能障碍[2]。

【查体】

1. 全身检查　未见明显异常。

2. 专科查体　外鼻无畸形，鼻前庭皮肤无疖肿、无皲裂，鼻中隔略偏曲，左侧鼻腔黏膜慢性充血，可见一暗红色新生物堵塞从中鼻道突出表面，未见左中鼻甲，上颌窦鼻窦体表投影区无明显压痛。

【辅助检查】

1. 鼻窦 CT 检查　外院 CT 诊断提示左侧筛窦占位性病变，筛窦癌可能性大。

2. 鼻窦 MRI 检查　左侧筛窦、左侧鼻腔及左眼部内上方可见团块状等 T_1 长 T_2 信号，病变大小约为 44mm×25mm×31mm，抑脂序列呈等信号，病变边界尚清晰（图 7-8-1）。Gd-DTPA 增强扫描病灶呈较明显强化，病变与眼眶关系密切，左侧内直肌、上直肌受压。

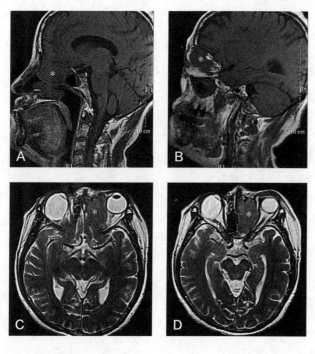

图 7-8-1　鼻部弥漫性大 B 细胞淋巴瘤的鼻窦 MRI 检查表现

A 和 B. T_1WI；C 和 D. T_2WI。左侧筛窦、左侧鼻腔及左眼部内上方可见团块状等 T_1 长 T_2 信号。病变边界尚清晰，增强扫描病灶呈较明显强化，病变与眼眶关系密切，左侧内、上直肌受压。

【术前诊断】

鼻部肿物。

发生于鼻腔鼻窦的弥漫性大 B 细胞淋巴瘤，CT 检查见病灶多呈肿块型生长，中度强化，呈均匀的软组织密度影，早期可表现为黏膜增厚鼻甲肿胀或鼻窦内软组织密度影，骨质破坏少见或轻度破坏。晚期侵及鼻窦窦壁和鼻甲，常表现为虫蚀样、溶骨样骨质破坏或有骨质缺损。核磁检查见 T_1WI 表现为等信号或稍高信号，于 T_2WI 表现为稍高信号。对于初次诊断者建议完全切除或者部分切除进行活检病理检查，而粗针或细针穿刺活检仅作为无法进行切除活检者，并且需要与免疫组化、流式细胞计数、PCR 技术等相结合诊断[3]。

【治疗方案】

全身麻醉下行鼻内镜下等离子左侧全组鼻窦开放、左侧鼻窦眼眶肿瘤切除术。

【手术过程】

患者全身麻醉后，术区常规消毒铺单。

利多卡因及肾上腺素盐水纱条收缩左侧鼻腔黏膜，鼻内镜下见左侧中鼻道明显膨隆，钩突正常，结构消失，等离子距肿物边缘 0.5cm 以上，切除钩突、筛泡，见鼻窦内充满光滑鱼肉样新生物，侵及上颌窦窦口、眼眶、额隐窝，彻底开放左侧全组鼻窦，清除筛窦、上颌窦、额窦内新生物，见纸样板大部分缺如，眶筋膜局部粘连明显，距肿瘤边缘 0.5cm 以上切除眶筋膜，见眶内结构未受侵及。取部分新生物送冰冻组织病理学检查，结果示小圆细胞恶性肿瘤。

术中见内直肌受压变薄，眶内结构未损伤，肿物向外侧侵及眼眶，向上侵及筛顶，彻底清除肿物后见筛顶区骨质部分缺如，硬脑膜暴露未侵及，局部未损伤，充分止血后检查术区，见病变切除彻底，人工脑膜加固颅底缺损部位。

术中出血明显，填塞止血材料，检查术区无活动性出血。结束手术。

原发于鼻腔鼻窦的弥漫性大 B 细胞淋巴瘤是一种侵袭性淋巴瘤，其发病率低，现尚无统一的治疗原则，治疗方面主要参考结内弥漫性大 B 细胞淋巴瘤和鼻腔 NK/T 细胞淋巴瘤的治疗方案。目前大部分肿瘤治疗中心采用的标准治疗方案均属于多药联合化疗，而且常规化疗后给予局部放疗。手术的干预对生存率没有显著影响[5]。研究表明，免疫治疗联合化疗可能收获更好的效果，但相干病例少，随访时间短，有待扩大样本进一步证实。

【病理学检查】

诊断为：弥漫性大 B 细胞淋巴瘤（活化 B 细胞型）。

1. 组织病理学检查 可见肿瘤性大 B 淋巴细胞呈弥漫性生长，肿瘤细胞的核常大于正常组织细胞的核，通常大于正常淋巴细胞的 2 倍左右。

2. 免疫组化检查 CD20（＋），Bcl-2（＋），Bcl-6（＋），Mum-1（＋），CD21（细胞＋），CD10（－），C-MYC（约 30% 弱 – 中等＋），TdT（－），Cyclin-D1（－），CD3（－），CK8/18（－），S-100（－），Ki67（约 90%）。

3. 荧光原位杂交检测 EBER（－）。

【术后处理】

术后转入血液科完善骨髓穿刺等检查，后按高危组方案进一步治疗，方案为 R-CHOP（利妥昔单抗联合环磷酰胺、阿霉素、长春新碱、泼尼松）方案系统治疗。

【随访及预后】

出院后随访术后 1 个月眼部肿物消失，术后 2 个月余均无局部复发及远处转移。

弥漫性大 B 细胞淋巴瘤是一种具有明显异质性的肿瘤，其预后有明显差异。对于早期患者，强有效的化疗，有一半患者有治愈的可能性，若肿瘤增生率高，则预后较差。有学者报道弥漫性大 B 细胞淋巴瘤的 2 年整体生存率为 70%，5 年为 54%，10 年为 38%[4]。对于早期原发鼻腔 / 鼻窦的 NHL，采用放疗为主的方案 5 年整体生存率为 78%。但 Hatta 等认为对于原发鼻腔 / 鼻窦的 NHL，尤其是原发鼻腔的 NHL，CHOP 方案化疗联合放疗疗效欠佳[5]。

> ┤小结├
>
> 　　目前弥漫性大 B 细胞淋巴瘤的一线治疗方案为 R-CHOP（利妥昔单抗、环磷酰胺、阿霉素、长春新碱和泼尼松）。近期最新观点认为节拍化疗（mCHEMO）作为一种频繁、长期使用的低剂量细胞毒性药物，可能成为更有效且易于接受的化疗组合药物，mCHEMO 未来可能增强新型靶向疗法的活性而不会引起过度毒性，因此值得进一步研究。此外，抗体-药物偶联物、双特异性抗体和嵌合抗原受体 T 细胞等免疫治疗近年来取得突破性发展，为弥漫性大 B 细胞淋巴瘤患者带来新的希望。

参考文献

[1] VARELAS A N, EGGERSTEDT M, GANTI A, et al. Epidemiologic, prognostic, and treatment factors in sinonasal diffuse large B-cell lymphoma. Laryngoscope, 2019, 129(6): 1259-1264

[2] 张迎宏，段清川，左强，等. 15 例鼻腔鼻窦非霍奇金淋巴瘤患者的临床特征分析. 临床耳鼻咽喉头颈外科杂志，2017，31（21）：1653-1657

[3] 黄丹丹，杨全新，张博，等. 鼻腔鼻窦 NK/T 细胞淋巴瘤与弥漫大 B 细胞淋巴瘤的临床表现及影像学特征比较. 分子影像学杂志，2021，44（3）：422-426

[4] PROULX G M, CAUDRA-GARCIA I, FERRY J, et al. Lymphoma of the nasal cavity and paranasal sinuses: treatment and outcome of early stage disease. Am J Clin Oncol, 2003, 26(1): 6-11

[5] HATTA C, OGASAWARA H, OKITA J, et al. Non-Hodgkin's malignant lymphoma of the sinonasal tract-treatment outcome for 53 patients according to REAL classification. Auris Nasus Larynx, 2001, 28(1): 55-60

病例 9　鼻腔黑色素瘤

　　鼻腔鼻窦黑色素瘤（sinonasal mucosal melanoma，SNMM）是一种罕见的表皮黑色素细胞来源的恶性肿瘤，占全身黑色素瘤比例不足 1%，在鼻腔鼻窦恶性肿瘤中占比约 4%~8%[1]。年发病率为 0.02/10 万~0.2/10 万，且有上升趋势。其病因尚不明确，可能与遗传因素、紫外线照射、色素痣、免疫异常等因素相关。肿瘤多分布于鼻腔外侧壁、中鼻甲及下鼻甲，在鼻窦中的最常见于上颌窦，其次是筛窦、额窦和蝶窦[2]。

【病史摘要】

　　患者，男性，69 岁，因"鼻腔肿瘤术后 2 年，鼻塞 1 个月"入院。患者 2 年前出现鼻塞不适，于北京 A 医院诊断为"黑色素瘤"，并行手术治疗，术后症状缓解。4 个月前鼻腔肿瘤复发，于北京 B 医院再次手术治疗。1 个月前患者再次出现鼻塞，左侧较重，伴有黄脓涕，有涕中带血。病程中自觉嗅觉减退，无明显面部麻木，无眼部不适及视力改变，饮食及睡眠欠佳，体重减轻，一般情况欠佳。门诊以"鼻腔黑色素瘤"收入院。

鼻部黑色素瘤多发于老年男性，早期症状主要局限于鼻部及颜面部，包括鼻塞、流涕、鼻出血、嗅觉减退及颜面部疼痛，随着肿瘤的进展侵犯入眶内及颅内等邻近结构，可能出现眼部及中枢神经相关症状[2]。肿瘤早期生长隐匿，临床症状缺乏特异性，早期诊断困难。其恶性程度高，侵袭性强，有潜在高转移性，早期即易发生淋巴和血行转移，参与鼻腔淋巴引流的下颌下腺、颈静脉二腹肌淋巴结最常出现转移。且鼻窦部位毗邻颅底及眼眶，易侵袭重要结构而导致预后很差。

【查体】

1. 全身查体 未见明显异常。

2. 专科查体 见外鼻无畸形，鼻前庭皮肤无疖肿、无皲裂，双侧下鼻甲、中鼻甲及鼻中隔后段缺失，右侧鼻腔内及左侧鼻中隔前端可见灰黑色新生物，各鼻窦体表投影区无明显压痛。双侧颈部未触及肿大淋巴结。

【辅助检查】

1. 鼻窦CT检查 鼻窦区术后改变，双侧蝶窦、筛窦、上颌窦及右侧额窦内见软组织密度影，鼻窦骨质局部缺损，双侧中下鼻甲未见，左侧眶内壁凹陷（图7-9-1）。

2. 组织活检病理检查 结合HE染色的组织形态及免疫组化结果符合黑色素瘤。

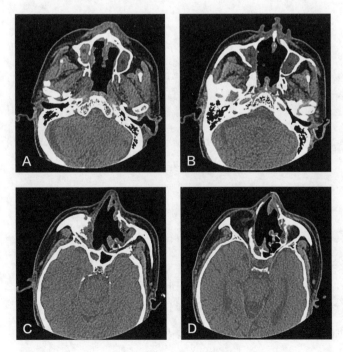

图7-9-1 鼻腔黑色素瘤的鼻窦CT检查表现

A. 可见双侧上颌窦及鼻腔内病损（*）；B. 可见双侧上颌窦及鼻腔内病损（*），右侧上颌窦内壁及鼻中隔骨质缺损；C. 可见上颌窦及鼻腔内病损（*），上颌窦内壁及鼻中隔骨质缺损；D. 可见上颌窦及鼻腔内病损，上颌窦内壁及鼻中隔骨质缺损。可见鼻窦区术后改变，双侧蝶窦、筛窦、上颌窦及右侧额窦内见软组织密度影，鼻窦骨质局部缺损，双侧中下鼻甲未见，左侧眶内壁凹陷。

3. 颈部淋巴结超声检查 示双侧颈部可探及数枚椭圆形淋巴结声像,皮髓结构尚清,右侧大者约 10.8mm×6.2mm,左侧大者约 12.4mm×6.5mm,CDFI 其内可见血流信号。

【术前诊断】

鼻腔黑色素瘤。

鼻腔黑色素瘤 CT 上早期主要表现为:局限于鼻腔的软组织密度影,形状不规则,呈膨胀性生长,肿物密度不均,其内无明显钙化及坏死囊变,周围骨质呈溶骨性吸收破坏,边缘整齐,无硬化边。该肿瘤恶性程度高、病变进展快,常侵犯邻近眼眶、颅底、翼腭窝等结构,晚期肿瘤体积较大或已发生邻近结构浸润,影像学上即难以明确原发部位。CT增强扫描病灶多为不均匀中度或明显强化,表现无明显特异性,但可显示病灶边缘及侵犯周围组织的边界。故要明确诊断仍需组织病理学活检及免疫组化检查。在 MRI 上,典型的黑色素瘤含有较多黑色素颗粒,体现为特征性的 T_1WI 高信号、T_2WI 低信号。其他不典型如无黑色素型、出血型及混合型黑色素瘤则体现为 T_1WI 及 T_2WI 的等 – 高信号或混杂信号。磁共振动态增强(TIC)上呈速升缓降型,弥散加权成像(DWI)多呈高信号,磁敏感加权成像(SWI)可见结节状低信号,提示小出血灶。本病需要与鳞状细胞癌、内翻性乳头状瘤、腺样囊性癌、淋巴瘤等恶性肿瘤鉴别。

【治疗方案】

全身麻醉下行鼻内镜下双侧鼻腔鼻窦肿瘤切除术,双侧全组鼻窦开放术。

【手术过程】

患者全身麻醉后,1% 利多卡因及肾上腺素棉片收缩左侧鼻腔黏膜。鼻内镜下见鼻中隔大部分缺如,右侧筛窦已开放,左侧筛房仍有残留,双侧鼻腔见多发散在黑色斑块状新生物,向前侵犯鼻中隔前缘至皮肤,向后至后鼻孔、右侧咽鼓管咽口及圆枕,向外至双侧鼻腔外侧壁,向上至鼻顶部,向下至鼻底。

以等离子射频刀切开鼻腔前段黏膜并自前向后剥离切除病变组织,切除残余鼻中隔黏膜、软骨及骨质。剥离过程中见肿物已部分浸润双侧眶筋膜,左侧眶筋膜向内移位,眶内脂肪组织脱出,以等离子射频刀烧灼眶筋膜,彻底清除病变组织。

术中见双侧额窦及蝶窦口膜性闭锁,以切削钻开放双侧额窦、上颌窦及蝶窦窦口后见右侧上颌窦内及双侧额窦窦口附近黏膜亦有肿瘤浸润。以骨磨钻扩大双侧额窦骨性窦口。彻底清除额窦、上颌窦及蝶窦内病变组织及窦壁黏膜。

以等离子射频刀剥离鼻底黏膜,见腭骨局部骨质缺如,鼻底后段肿瘤组织浸润较重,清除鼻底部受累黏膜及部分软腭上部黏膜。切除右侧咽鼓管咽口黏膜及右侧咽鼓管圆枕。观察术区无病变组织残留,充分止血。鼻腔填塞止血材料。结束手术。

鼻腔鼻窦黑色素瘤恶性程度较高，主要采用根治性手术切除＋辅助放疗的方案，靶向治疗及免疫治疗在临床也有部分应用。活检确诊患者应尽早行肿瘤扩大切除术，保证切缘阴性，通常推荐安全缘为 2cm。目前手术可在鼻内镜下完成根治性切除，以避免传统开放性手术的并发症。对于颈淋巴结转移患者宜行区域颈淋巴结清扫术，未出现转移者不主张预防性颈淋巴结清扫术。术后辅助放疗可明显降低局部复发率，但对远处转移无明显影响。黑色素瘤对化疗不甚敏感，但联合用药可提高有效率且降低毒性反应。黑色素瘤属于具有高度侵袭性的免疫原性肿瘤，可出现细胞免疫缺陷和细胞因子异常，使得肿瘤具有通过抑制宿主抗肿瘤免疫反应增强自身优势的能力，针对转移性及晚期黑色素瘤，免疫治疗也是可选择策略之一[3-5]。

【病理学检查】

诊断为：（鼻腔）黑色素瘤。

组织病理学检查 光镜下可见大上皮样细胞及梭形细胞排列呈巢状，有明显的异型性，可见局部坏死及核分裂象，瘤细胞内可见黑色素颗粒。

黑色素瘤在组织病理上体现为多形性上皮样细胞，根据细胞质内黑色素的含量，黑色素瘤可分为色素型和无色素型两种，其中色素型居多。由于鼻腔鼻窦黑色素瘤有较大比例为无色素和仅含微量黑色素，故易与肉瘤、淋巴瘤或一般炎性病变相混淆。必要时可行免疫组化检查，黑色素瘤免疫组化表现为 S-100、Melan-A、HMB-45、Vimentin、Ki67 等标记物阳性[6]。

【术后处理】

术后定期复查随访。术后辅助化疗：替莫唑胺＋顺铂化疗 4 个周期病灶区域及颈部淋巴结引流区域放疗 Dt50Gy/（25 次，5 周）。

【随访及预后】

出院后随访 5 个月未出现局部复发及远处转移。

鼻腔鼻窦黑色素瘤患者总体生存率差，五年总生存率约为 30%。其预后受多重因素影响，高龄（60 岁以上或 70 岁以上）、男性及吸烟者预后不良。病理分型上，无色素型预后相对较差。就原发部位而言，鼻腔受累患者预后好于鼻窦受累患者，其中中隔病变者预后相对更好，多鼻窦同时受累者预后最差。就首发症状而言，表现为鼻出血的患者预后优于鼻塞者，可能由于其症状出现较早，易于早期干预。同样，早期发现颈部淋巴结转移的患者可以较早接受手术或辅助放疗，减少远处转移，从而改善预后。鼻腔鼻窦黑色素瘤最常见的远处转移部位为肺，而脑和骨转移的患者预后最差。该疾病预后与疾病分期直接相关，已发生淋巴结及远处转移的患者因治疗选择非常有限，预后很差。故早发现、早诊断、早治疗是提高生存率的关键。该病例为复发后多次手术病例，且病变侵及鼻腔及多个鼻窦，预后不容乐观。

> ┤ 小结 ├
>
> 　　基因图谱分析显示黑色素瘤存在包括 *KIT*、*NRAS* 等在内的基因突变，这些基因位点可作为治疗靶点，应用酪氨酸激酶抑制剂等进行靶向治疗。而针对转移性及晚期黑色素瘤，以 PD-1 和 CTLA-4 联合抑制剂为代表的免疫治疗是可选择策略之一。黑色素瘤对传统化疗不敏感，但近期有案例显示采用环磷酰胺、塞来昔布和三苯氧胺的口服节律化疗对复发难治性黑色素瘤有效，这对无法应用免疫治疗的晚期患者有积极意义 [3, 4, 7]。

参考文献

[1]　GANTI A, RAMAN A, SHAY A, et al. Treatment modalities in sinonasal mucosal melanoma: A national cancer database analysis. Laryngoscope, 2020, 130(2): 275-282

[2]　LUND V J. Sinonasal malignant melanoma. Adv Otorhinolaryngol, 2020, 84: 185-196

[3]　NA'ARA S, MUKHERJEE A, BILLAN S, et al. Contemporary multidisciplinary management of sinonasal mucosal melanoma. Onco Targets Ther, 2020, 13: 2289-2298

[4]　AMIT M, NA'ARA S, HANNA E Y. Contemporary treatment approaches to sinonasal mucosal melanoma. CurrOncol Rep, 2018, 20(2): 10

[5]　RICHA T, LEE A, COHEN M A. Evolution in sinonasal mucosal melanoma management. J Neurol Surg Rep, 2022, 83(1):e1-e2

[6]　SALARI B, FOREMAN R K, EMERICK K S, et al. Sinonasal mucosal melanoma: an update and review of the literature. Am J Dermatopathol, 2022, 44(6): 424-432

[7]　KARN A, KHADDAR S, AGRAWAL A, et al. Exceptional response to oral metronomic chemotherapyin a rare case of sinonasal mucosal melanoma. Ecancermedicalscience, 2021, 15: 1287

病例 10　腺泡状横纹肌肉瘤

　　横纹肌肉瘤（rhabdomyosarcoma，RMS）是恶性小圆细胞肿瘤的一种，主要来源于横纹肌细胞或中胚叶原始干细胞。是儿童和青少年中较常见的软组织恶性肿瘤，在成人中少见。鼻窦横纹肌肉瘤发生率为 0.034/100 000。根据 WHO（2020）软组织和骨肿瘤分类将横纹肌肉瘤分为四种亚型——胚胎性（ERMS）、腺泡状（ARMS）、多形性、梭形细胞性，其中胚胎性多见，腺泡状相对较少见[1]。腺泡状横纹肌肉瘤是 1956 年由 Riopelle 等首次报道的。该疾病的病因尚不明确，可能与遗传因素、环境相关，近年来有报道发现染色体异常、基因融合等因素也可能是 RMS 的发病原因[2]。该病好发于头颈部、泌尿生殖系统、躯干四肢及鼻腔等，头颈部主要发生于鼻腔、鼻窦及鼻咽部。

【病史摘要】

患者，女性，49 岁，因"左眼溢泪半个月伴反复鼻塞 10 天"入院。患者入院前半个月无明显诱因出现左眼溢泪，10 天前出现左侧鼻腔反复鼻塞，症状进行性加重，伴涕中带血，面颊部略隆起，颜面疼痛、麻木，有视力下降，左眼球突出，无眼球运动受限，偶有头痛、头胀，偶有流脓涕，病程中无发热、无消瘦、无咀嚼困难。一般情况良好。门诊以"鼻恶性肿瘤"收入院。

腺泡状 RMS 多见于成人，发生于鼻腔鼻窦的 RMS 没有特异性临床表现，因为鼻腔、鼻窦为空腔器官，结构复杂，位置深在，早期并没有特征性的表现，早期诊断困难，主要表现为单侧鼻塞、流涕、涕中带血等，肿瘤呈侵袭性生长，在短时间内可累及邻近组织，包括多个鼻窦、眼眶及颅底重要结构，临床上出现眼球突出、视力下降、复视、斜视及头痛等脑神经受损症状，出现疼痛者肿瘤多已侵犯周围骨质，淋巴结转移情况出现较早，主要转移到同侧。

【查体】

1. **全身检查**　未见明显异常。

2. **专科查体**　外鼻无畸形，鼻前庭皮肤无红肿，鼻中隔略偏曲。左侧鼻腔黏膜慢性充血，左鼻腔见一暗红色新生物堵塞，未见左侧下鼻甲及其余鼻甲，筛窦、上颌窦体表投影区压痛。双侧颈部未触及肿大淋巴结。

【辅助检查】

1. **鼻窦 CT 检查**　可见左侧鼻腔及左侧全组鼻窦内软组织影，筛顶骨质部分缺如。

2. **鼻窦 MRI 检查**　可见左侧筛窦及鼻腔内团块状软组织密度影，T_1WI 等信号，T_2WI 呈混杂高信号。病变突破左侧上颌窦内侧壁，凸入左侧眼眶内、侵入眼球后方，左眼内直肌受压明显，左侧上颌窦内可见积液，肿瘤内部不均匀信号，周围骨质明显破坏（图 7-10-1）。

3. **组织活检病理检查**　结合 HE 染色的组织形态及免疫组化结果符合横纹肌肉瘤伴坏死。

4. **颈部淋巴结超声检查**　示双侧颈部淋巴结反应性增生，右侧大者约 1.1cm×0.5cm，左侧大者约 0.9cm×0.4cm，边界清楚，CDFI 其内可见血流信号。

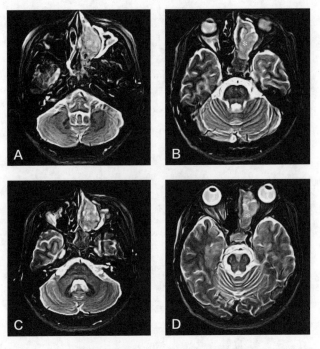

图 7-10-1　左侧鼻腔鼻窦腺泡状横纹肌肉瘤的鼻窦 MRI 检查表现

A 和 B. T₁WI；C 和 D. T₂WI。可见左侧筛窦及鼻腔内团块状软组织密度影（＊），病变突破左侧上颌窦内侧壁，突破左侧眼眶内侧侵入眼球后方，左眼内直肌明显受压，左侧上颌窦内可见积液。T₁WI 等信号，T₂WI 呈混杂高信号，肿瘤内部不均匀信号，周围骨质明显破坏。

【术前诊断】

左鼻腔鼻窦恶性肿瘤。

鼻腔鼻窦的横纹肌肉瘤在影像学缺乏特征性表现，单纯在 CT 或 MRI 上很难与其他鼻腔鼻窦的小圆细胞恶性肿瘤相鉴别，需要通过病理及免疫组化进行鉴别，免疫组化中 Myo-D1 及肌细胞生成素阳性对横纹肌肉瘤的诊断有特异性。对于鉴别诊断困难病例可应用 FISH 检测 *FOXO1* 基因是否有断裂重组来明确。需要鉴别的疾病包括：嗅神经母细胞瘤、神经内分泌小细胞癌、黑色素瘤、淋巴瘤、鼻窦低分化鳞状细胞癌、Ewing 肉瘤 / 外周原始神经外胚叶瘤等。

【治疗方案】

全身麻醉下行鼻内镜下左侧全组鼻窦开放、左侧鼻腔鼻窦肿瘤切除，颅底肿瘤切除、颅底重建术。

【手术过程】

患者全身麻醉后，1% 丁卡因及肾上腺素棉片收缩左侧鼻腔黏膜。鼻内镜下见左侧鼻腔充满鱼肉样质脆新生物，局部可见组织坏死，取部分新生物送术中冰冻病理检查提示"小细胞恶性肿瘤"。探查见左侧中鼻甲鱼肉样改变，左侧中鼻道、嗅裂区、筛窦内充满鱼肉样新生物。

以等离子射频刀在距离肿物1cm以上处切除钩突、鼻中隔后缘，切削钻辅助等离子射频刀彻底切除筛窦内病变，开放上颌窦、额窦、蝶窦、吸净窦腔内潴留的脓性分泌物，窦腔内黏膜正常予以保留。

术中见肿瘤侵及筛顶、前颅底，前颅底骨质大部分缺如，向外累及左侧眶周，纸样板大部缺如，眶筋膜完整。彻底切除肿物后见筛顶区局部硬脑膜欠光滑、中鼻甲附着部位安全界限不足，沿安全界限切除可疑部分硬脑膜及中鼻甲附着部位骨质，充分消毒后以人工脑膜修复缺损部位，用等离子射频刀头充分凝固止血，鼻腔填塞止血材料及碘仿纱条，结束手术。

鼻部腺泡状横纹肌肉瘤是高度恶性的肿瘤，早期即可出现局部浸润和淋巴结的转移，目前多采用手术切除＋放疗＋多周期化疗的综合治疗方式以降低术后复发和转移。临床上多采用鼻内镜下等离子完全切除肿物，局部可扩大切除至骨面，电钻进一步磨除骨质达到肉眼及镜下无瘤，肿瘤侵及颅内时，在有条件的情况下可以使用影像导航系统定位手术范围更安全，对于颅底的修复常常采用扩大的鼻中隔黏膜瓣、脂肪或人工材料，眶筋膜可采用游离的鼻中隔黏膜瓣或者阔筋膜修复，术后常规鼻腔填塞，对于周围侵犯范围眶内及颅内的较大范围的肿瘤，术前需请眼科、神经外科会诊，对于就诊时有颈部淋巴结转移者，行颈部淋巴结清扫，不建议预防性淋巴结清扫。

【病理学检查】

诊断为：腺泡状横纹肌肉瘤。

1. 组织病理学检查 光镜下见小蓝圆细胞弥漫浸润，呈巢团状、簇状、片状排列、细胞胞质少、核深染、核异型性明显、见核分裂象，癌巢之间可见纤维血管间隔形成的腺泡样结构，癌细胞黏附性差，有时可看到坏死灶。

2. 免疫组化检查 结蛋白（＋），Myo-D1（＋），肌细胞生成素（＋），CD56（＋），CD99（少量＋），细胞角蛋白（少量＋），突触素（少量＋），S-100（－），平滑肌肌动蛋白（－），Ki67（约60%）。

【术后诊断】

左鼻腔鼻窦横纹肌肉瘤。

【术后处理】

患者术后1个月内行适形调强放射治疗，包括术前病变侵犯范围及可能侵犯的亚临床病灶包括同侧上颈部淋巴结引流区，处方剂量60Gy。

【随访及预后】

出院后随访 2 年均无局部复发及远处转移。

腺泡状 RMS 较胚胎性 RMS 预后差，预后与肿瘤分级、分期和手术切缘状态相关：术前有颈部淋巴结转移者预后相对较差；早期肿瘤可获得满意的手术安全切缘；侵犯颅底、眼眶、翼腭窝等部位者因解剖结构限制，不易获得理想的手术安全切缘，增加了局部复发的概率。局部复发是最常见的复发方式，鉴于 ARMS 对化疗敏感，术后化疗是必需的，控制术后局部复发可大大提高患者的生存率和生存质量。

参考文献

[1] LEINER J, LE LOARER F. The current landscape of rhabdomyosarcomas: an update. Virchows Arch. 2020, 476(1): 97-108

[2] 李笑秋，彭金林，刘柱，崔哲卿，张普文，金红军. 35 例成人鼻腔鼻窦横纹肌肉瘤临床分析. 临床耳鼻咽喉头颈外科杂志，2020，34（03）：223-226

病例 11　梭形细胞性横纹肌肉瘤

【病史摘要】

患者，男性，48 岁，因"左侧内眦上方隆起伴压痛半个月"入院。该患者半个月前无明显诱因出现左侧内眦上方隆起伴压痛，无鼻腔出血及涕中带血，无面颊部隆起，无头痛及头胀，自觉嗅觉消失，无视力下降，无复视及眼球运动障碍，无发热、无消瘦、无咀嚼困难。患者 2 年前曾于笔者所在医院行鼻部手术治疗，组织病理学检查示（右鼻腔）梭形细胞性肉瘤，部分区域细胞丰富，生长活跃，并于术后行放射治疗，门诊以"鼻恶性肿瘤"收入院。

梭形细胞性横纹肌肉瘤（spindlecell rhabdomyosarcoma，SRMS）最初被认为是胚胎性横纹肌肉瘤的一种罕见类型，1992 年首次有 Cavazzana 等提出。随着研究发现 SRMS 与硬化性横纹肌肉瘤（sclerosing rhabdomyosarcoma，ScRMS）关系密切，在临床和病理表现上有重叠且关系密切，二者被归为横纹肌肉瘤的一种独立亚型。SRMS 好发于睾丸旁区域，ScRMS 好发于四肢，其次是头颈部，根据发病部位不同临床表现不一，无特征性临床表现，发生在鼻腔鼻窦的 SRMS 的临床表现与腺泡状横纹肌肉瘤相似。

【查体】

1. 全身检查　未见明显异常。

2．专科查体　外鼻无畸形，鼻前庭皮肤无红肿，鼻中隔无偏曲。双侧鼻腔内见大量干性痂皮堵塞鼻腔，清理后见鼻腔内充满新生物，灰白色，表面光滑，质韧，左侧内眦上方局部隆起，压痛（＋），无眼球运动障碍，无偏盲及视力下降，无复视。

【辅助检查】

1．鼻窦 MRI 检查（第一次手术前）　可见右侧鼻腔、上颌窦、右侧额窦、左侧筛窦、额窦内软组织密度影，增强扫描见病变明显强化，右侧额叶部分受压，矢状位增强扫描见额窦内病变与脑膜关系密切（图 7-11-1）。

2．鼻窦 CT 检查（第二次手术前）　可见双侧额窦、筛窦、上颌窦、蝶窦至左侧眼眶内侧软组织密度影，伴邻近骨质破坏（图 7-11-2）。

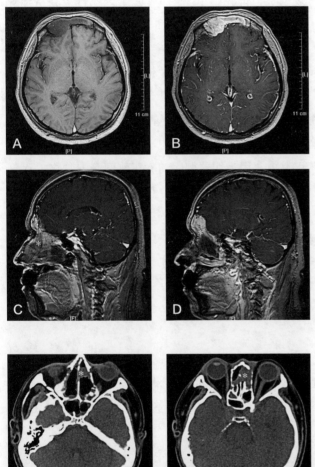

图 7-11-1　鼻腔鼻窦梭形细胞横纹肌肉瘤的鼻窦 MRI 检查表现

A. 水平位 MRI 的 T_1WI 示右侧鼻腔、上颌窦、右侧额窦、左侧筛窦、额窦内软组织密度影病变累及右侧眶上壁及右侧额叶；B. 水平位 MRI 的 T_1WI 增强扫描后病变明显强化，右侧额叶受压明显；C～D. 矢状位 MRI 的 T_1WI 增强扫描，示病变与大脑额叶关系密切。

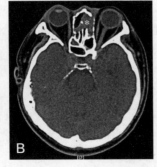

图 7-11-2　鼻窦术后 2 年复查鼻窦 CT 检查表现

可见鼻窦肿物复发，双侧额窦、筛窦、上颌窦、蝶窦至左侧眼眶内侧软组织密度影（＊），伴邻近骨质破坏。

【术前诊断】

鼻腔鼻窦梭形性细胞横纹肌肉瘤。

鼻窦 CT 及 MRI 检查明确肿瘤范围及邻近组织浸润程度，CT 常见周围骨质破坏，MRI 上 T_1WI 常呈等或低信号，T_2WI 呈不均匀高信号，增强扫描多呈不均匀强化，肿瘤组织内出血或坏死时病灶内可见无强化区。

【治疗方案】

全身麻醉鼻内镜下联合眉弓入路，行双侧额窦、左侧筛窦肿物切除术。

【手术过程】

患者仰卧位，全身麻醉后，术区常规消毒，铺无菌巾。用 1% 丁卡因及肾上腺素棉片填塞双侧鼻腔，以收缩麻醉鼻腔黏膜。

内镜下见双侧鼻腔鼻窦术后改变，左侧筛窦、额窦内充满暗红色新生物，取部分新生物送术中冰冻病理检查，病理结果回示（左筛窦、额窦肿物）梭形细胞肿瘤伴坏死。

鼻内镜下吸切器彻底切除左侧筛窦内新生物和左侧额窦内部分病变。因鼻腔内无法完全暴露额窦前壁区域病变，于左侧眉弓前端行 L 形外切口。暴露额窦前壁，见额窦前壁、顶壁、后壁及额窦间隔骨质缺如，硬脑膜暴露，但未见病变侵犯。同时发现左侧额窦内新生物，经外切口可见右侧额窦内亦充满新生物。用吸切器彻底切除双侧额窦内肿物，双侧鼻腔探查术区无病变残留，术腔通畅。由于术中出血明显，充分止血后用止血海绵填塞术腔，术毕。

成人梭形细胞性横纹肌肉瘤的病例报道较少，大部分文献报道主要集中在临床病理的分析，治疗上采用手术切除，联合术后放疗及化疗。术后较易复发，预后较差。

【病理学检查】

诊断为：梭形细胞性横纹肌肉瘤。

1. **组织病理学检查**　光镜下见大量含黏液样间质，其形态学特点是瘤细胞由长梭形细胞组成，部分可见横纹肌母细胞，横纹肌母细胞是其特征性诊断标志。

2. **免疫组化检查**　Myo-D1（＋），肌细胞生成素（＋），SMA（＋），S-100（－），CK（－），平滑肌肌动蛋白（－），Ki67（约 56%）。

【术后处理】

术后建议患者转入肿瘤科进一步放化疗，患者拒绝。

【随访及预后】

出院后随访 2 年鼻腔肿物再次复发，患者再次入院后手术治疗。现仍在随访中。

SRMS 在儿童患者中预后良好，在成年患者中预后较差，治疗中应主要与其他形态相似的梭形细胞的肿瘤相鉴别，包括成人型纤维肉瘤、平滑肌肉瘤、婴儿纤维瘤病及恶性蝾螈瘤等。

│ 小结 ├

最近研究中发现了三种不同基因表达的横纹肌肉瘤新亚型，即具有 *MYOD1* 突变的横纹肌肉瘤、*TFCP2* 融合的横纹肌肉瘤和 *VGLL2/NCOA2* 融合的横纹肌肉瘤，这些新亚型的出现将会影响横纹肌肉瘤的分类，这三种新的亚型在形态学表现、临床表现和分子水平的改变方面完全不同。此外，研究发现一些其他间叶性恶性肿瘤，如间叶性软骨肉瘤、恶性周围神经鞘瘤和双表型鼻窦肉瘤等也可以存在横纹肌细胞表达，所以有观点认为肿瘤中出现横纹肌细胞表型并不能确诊为诊断横纹肌肉瘤。

病例 12 鼻腔平滑肌肉瘤

平滑肌肉瘤（leiomyosarcoma，LMS）是一种起源于平滑肌细胞的间质性恶性肿瘤，占所有软组织肉瘤的 6.5%~7%，好发于胃肠道及女性生殖系统。原发于鼻腔鼻窦内的平滑肌肉瘤罕见，男女发生比例大致相等 [1]。1958 年 Dobben 首次报告该疾病，关于鼻腔鼻窦内 LMS 的起源有 3 种学说：①来源于鼻腔血管壁平滑肌；②来源于鼻部未分化的间叶组织；③来源于与平滑肌细胞相似的黏膜下腺样体的肌上皮细胞。发生于鼻腔内的 LMS 发生率高于鼻窦内，鼻腔内的 LMS 主要好发于鼻腔中后部，考虑可能与鼻腔中后部血管比较丰富有关。该疾病的诱发因素包括职业暴露，尤其是皮革、纺织、甲醛、等环境下，部分患者在发病之前有放疗、化疗病史，或既往有 EBV、HIV 感染病史，在国外的病例报道中鼻腔鼻窦 LMS 可发生于鼻咽部放疗后，近年来发现该疾病与染色体获得或丢失有关 [2]。

【病史摘要】

患者，男性，78 岁，以"右侧鼻塞、流脓涕 1 个月余"入院。该患者于入院前 1 个月前无明显诱因出现右侧鼻塞，呈间歇性，伴鼻流脓涕，近 20 天自觉鼻塞明显加重，脓涕增多，嗅觉明显减退，偶有鼻腔出血及涕中带血，无前额及面颊部胀痛，无眼部不适及视力改变，无面颊部麻木不适感。患者未进行系统治疗，为求诊治来我院，门诊以"鼻部肿物"收入院。患者患病以来食欲、睡眠尚可，体重无明显变化，二便如常。

鼻腔鼻窦的 LMS 发病率低，临床症状没有特异性，主要的临床表现包括鼻塞、流涕、鼻腔出血等鼻部症状，肿瘤生长缓慢，肿瘤增大后可出现鼻部肿胀或眼球受压、眼球突出、嗅觉减退、牙痛等临床症状，容易与其他鼻窦疾病相混淆出现误诊，需要鉴别的疾病有嗅母细胞瘤、横纹肌肉瘤、黑色素瘤、鼻腔鼻窦内翻性乳头状瘤、鼻腔未分化癌、恶性淋巴瘤等，鉴别主要依靠组织病理学检查及免疫组化检查结果。

【查体】

1. 全身检查　未见明显异常。

2. 专科查体　外鼻无畸形，右侧鼻腔内见一暗红色肿物堵塞右侧鼻腔，肿物质软，表面见散在出血点，颈部未触及明显肿大淋巴结，各鼻窦体表投影区无压痛

【辅助检查】

1. 鼻窦 CT 检查　右侧鼻腔及鼻窦占位，邻近眼眶及鼻窦骨质可见破坏。

2. 鼻窦 MRI 检查　右侧鼻腔及右侧上颌窦内见软组织肿块，呈长 T_1、T_2 信号，脂肪抑制序列呈高信号，右侧鼻甲受压移位。增强扫描，右侧鼻腔内及右侧上颌窦占位不均

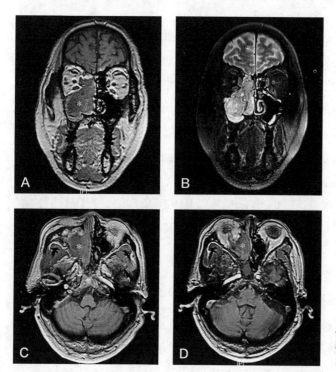

图 7-12-1　右侧鼻腔鼻窦平滑肌肉瘤
的鼻窦 MRI 检查表现

A. T_1WI；B. T_2WI；C. 增强 MRI；D. 增强
MRI。右侧鼻腔及右侧上颌窦内见软组
织肿块（＊）。

匀强化。

3. 组织活检病理检查 结合 HE 染色的组织形态及免疫组化结果符合鼻腔鼻窦平滑肌肉瘤。

4. 颈部淋巴结超声检查 示双侧颈部多个淋巴结样低回声团，右侧较大者大小 1.5cm×0.6cm，左侧较大者大小 1.3cm×0.6cm，边界清晰，皮髓质可见，未见液化及钙化。CDFI 未见明显异常血流信号。

【术前诊断】

右鼻腔鼻窦平滑肌肉瘤。

鼻窦 CT 和鼻窦 MRI 没有特异性，通过 CT 可以了解病变范围及周围骨质的破坏情况，MRI 对软组织的病变显示更清晰，能更好地反应病变的程度、对邻近组织器官的侵犯，LMS 在 CT 上表现为软组织密度结节，结节密度均匀，早期无骨质破坏时，与鼻窦炎症性疾病不易区别。MRI 的 T_1WI 表现为较均匀的中等信号，T_2WI 为不均的中等到稍高信号，增强后表现为中等不均强化，肿瘤内无钙化表现，炎症信号在 T_1WI 上信号低于肿瘤，T_2WI 上信号明显高于肿瘤。

【治疗方案】

全身麻醉下行鼻内镜下右侧全组鼻窦开放、右侧筛窦、上颌窦、鼻腔肿物切除术。

【手术过程】

患者全身麻醉后，以 1% 丁卡因及肾上腺素棉片收缩右侧鼻腔黏膜。

鼻内镜下见右侧中鼻道、嗅裂区及蝶窦自然口周围被暗红色新生物充满，吸切器彻底切除右侧中鼻道、嗅裂区及蝶窦自然口周病变，切除右侧钩突、筛泡，见上颌窦口周围黏膜高度水肿，彻底切除病变组织。

去除上颌窦内侧壁病变，吸出上颌窦内脓性分泌物，上颌窦内黏膜正常予以保留，彻底开放右侧筛窦、蝶窦、额窦，吸净窦内黏脓性分泌物，黏膜正常处予以保留，术中出血明显，用电刀充分止血后鼻腔内填塞止血海绵。术毕。

鼻腔鼻窦 LMS 预后较差，肿块的完整切除是推荐的一线治疗方法，LMS 对放疗和化疗都不敏感，手术切除范围要有足够的安全缘，保留阴性手术切缘，彻底切除肿瘤，对于切除范围不足的患者，术后需要辅助放疗治疗，一般鼻腔内 LMS 预后较鼻窦内好。对于肿瘤晚期复发或转移者也可行放疗等姑息治疗，放疗时需要对每个患者进行单独评估，因为放疗会降低患者的生活质量。

【病理学检查】

诊断为：平滑肌肉瘤。

1. 组织病理学检查 光镜下肿瘤细胞由梭形细胞束组成，细胞核呈短梭形或卵圆形，细胞核异型明显，局部可见小灶坏死，间质内见黏液变性。

2. 免疫组化检查 SMA（部分＋），S-100（−），结蛋白（＋），Myo-D1（＋），Myogenin（＋），CD34（−），CK（−），Ki67 约 60%。

【术后诊断】

右鼻腔鼻窦平滑肌肉瘤。

【术后处理】

术后 1 个月给予适形调强放疗，靶区包括双侧鼻腔、右侧上颌窦、右侧ⅠB区、Ⅱ区、Ⅲ区淋巴结引流区，处方剂量 60Gy。

【随访及预后】

出院后随访 1 年均无局部复发及远处转移。

根据肿瘤的核分裂活性，鼻腔鼻窦平滑肌肉瘤可分为低级别和高级别两种类型，其中低级别术后效果较好，高级别肿瘤术后效果差。鼻腔鼻窦平滑肌肉瘤常常以局部侵犯为主，其次是血行转移，8%～56% 患者可发生远处转移，淋巴结转移少见，晚期可出现淋巴结转移，常见肺、肝、脑部位，其预后不良因素包括肿瘤大小、组织学分级及切缘是否为阳性，五年生存率为 20%。

| 小结 |

LMS 潜在遗传学发病机制尚不明确，各亚型的异常染色体各不同，常见的分子异常为 *RB1* 缺陷导致的细胞周期紊乱以及 *PTEN* 基因组缺失导致的 PI3K/AKT 通路的激活。鼻腔鼻窦平滑肌肉瘤的病例报道中部分患者既往有遗传性视网膜母细胞瘤病史或放射治疗病史，研究发现 90% 的 LMS 患者存在 RB1-CyclinD1 途径相关蛋白（RB1、CDKN2A、CCND1 和 CCND3）的表达异常，c-Myc 是与 LMS 预后相关的重要因子，c-Myc 阳性的患者无转移的存活时间比阴性患者明显缩短[3]。

参考文献

[1] OHTA N, NOGUCHI N, SHINOHARA S, et al. Endoscopic treatment of sinonasal leiomyosarcoma: a case report in light of the literature. Yonago Acta Med, 2021, 64(2): 217-221

[2] SAADOUN R, OBERMUELLER T, FRANKE M, et al. Leiomyosarcoma of the nasal cavity. ENT-EAR NOSE THROAT, 2020, 101(5): NP218-NP221

[3] SAM SS, STEWART B, NASRI E, et al. Leiomyosarcoma of the nasal cavity and paranasal sinuses: a case report and comprehensive review of the literature. Head Neck Pathol, 2022, 16(3): 918-927

病例 13 上颌窦乳头状瘤癌变

鼻腔鼻窦乳头状瘤（sinonasalpapillomas，SP）是一类常见的鼻腔鼻窦良性上皮性肿瘤，起源于鼻腔及鼻窦内衬的外胚层来源的假复层纤毛柱状上皮（Schneiderian 上皮），因此也称为施耐德乳头状瘤[1]。根据 WHO 分类 SP 分为内翻性乳头状瘤（sinonasalinverted papilloma，SNIP）、外生性乳头状瘤（sinonasalexophytic papilloma，SNEP）和嗜酸细胞性乳头状瘤（sinonasaloncocytic papilloma，SNOP）3 种亚型。其中 SNIP 是最常见的亚型，占所有乳头状瘤约 80%，SNOP 最罕见。

SNIP 发病机制尚不明确，可能与细菌和病毒感染、长期吸烟、长期接触化学物质及 HPV 病毒有关。SNIP 虽是良性病变，但具有局部侵袭、复发及恶变倾向，恶变为鳞状细胞癌的发生率为 5%～15%[2]。SNIP 可发生在任何年龄，好发年龄为 50～60 岁，男性多见，男女比例 2∶1～3∶1，常发生于鼻腔外侧壁或单侧鼻窦，筛窦及上颌窦常见，其次为额窦及蝶窦。当肿瘤快速生长、侵犯邻近结构或鼻出血时应考虑恶性肿瘤可能，SNIP 的恶变可能与高危 HPV 病毒感染、长期慢性炎症刺激、基因异常突变、细胞周期及凋亡紊乱等有关，具有多次鼻腔鼻窦手术史的患者应高度警惕恶变的可能，研究发现 66.67% 发生恶变的乳头状瘤曾接受过鼻腔鼻窦手术[3]。

【病史摘要】

患者，男性，54 岁，因"鼻塞半年头痛 3 个月，加重 20 天"入院，该患者于入院前 3 个月无明显诱因出现左侧鼻塞，症状进行性加重，20 天前出现涕中带血，伴鼻腔脓涕、左侧头痛、头胀，自觉嗅觉减退，伴溢泪，无复视、无眼球突出、眼球运动正常，无面颊部疼痛及麻木，无消瘦、无咀嚼困难，患者既往于 9 年前及 4 年前均有鼻腔鼻窦乳头状瘤手术史，现为求诊治来我院，门诊以"左鼻腔鼻窦乳头状瘤"收入我科，病程中患者体重正常，因素及睡眠尚可，二便如常。

鼻腔鼻窦乳头状瘤的临床症状与慢性鼻窦炎、鼻息肉相似，单侧鼻腔堵塞是最常见的临床症状，其次为鼻腔流涕、鼻腔出血、嗅觉障碍、头痛等，如患者上述症状加重、出现涕中带血或颜面部胀痛、麻木，眼部症状。如眼球移位、视力下降或出现牙痛及咀嚼障碍时应考虑肿瘤恶变可能，尤其对于既往有多次鼻腔鼻窦手术史的患者应高度怀疑，完善术前相关检查。

【查体】

1. **全身检查** 未见明显异常。

2. **专科查体** 外鼻无畸形，鼻前庭皮肤无红肿，鼻中隔右偏，左侧鼻腔黏膜慢性充血、左侧鼻腔可见新生物，淡红色，表面欠光滑，附脓性分泌物，左侧上颌窦体表投影区压痛（+），双侧颈部未触及明显肿大淋巴结。

【辅助检查】

1. **鼻窦 CT 检查** 可见左侧鼻腔及上颌窦内见软组织密度影，密度较均匀，肿瘤呈膨胀性生长，上颌窦窦口受压扩大，上颌窦窦壁骨质增生、硬化改变（图 7-13-1）。

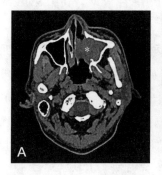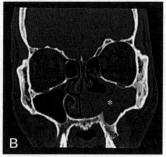

图 7-13-1　左侧鼻腔鼻窦乳头状瘤癌变的鼻窦 CT 检查表现

A. 鼻窦水平位 CT；B. 鼻窦冠状位 CT。可见左侧上颌窦及鼻腔软组织密度影，肿瘤膨胀性生长，鼻中隔受压向右侧移位，鼻腔后外侧壁及钩突骨质吸收，上颌窦外侧壁骨质增生改变。

2. **鼻窦 MRI 检查** 可见左侧鼻腔、上颌窦内不规则团块影，与周围界限较清楚，密度不均匀，T_1WI 肿瘤局部可见 "空泡征"，增强 T_1WI 可见 "脑回征"，T_2WI 见肿瘤内信号不均，肿瘤与周围边界清晰（图 7-13-2）。

3. **组织活检病理检查** 结合 HE 染色的组织形态结果符合鼻腔内翻性乳头状瘤伴上皮性原位癌。

4. **颈部淋巴结超声检查** 示双侧颈部可见多个淋巴结样低回声团，边界清晰，部分皮质回声增强，皮髓质界限清晰，右侧较大者大小 2.1cm×0.7cm，左侧较大者大小 2.0cm×0.6cm。CDPI 未见明显异常血流信号。

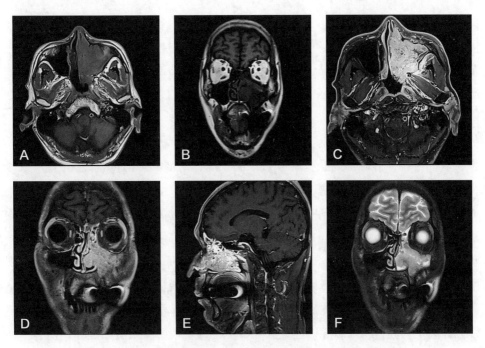

图 7-13-2　左侧鼻腔鼻窦乳头状瘤癌变的鼻窦 MRI 检查表现

A 和 B. 分别为水平位和冠状位 MRI 的 T_1WI，可见左侧鼻腔内病变呈等信号，边界清楚；C. 水平位增强 MRI 的 T_1WI，示病变内可见"空泡征"；D 和 E. 分别为冠状位和矢状位增强 MRI 的 T_1WI，可见左侧鼻腔病变明显不均匀强化，瘤体表现为高、等信号相间脑回征表现；F. 冠状位 MRI 的 T_2WI 上呈不均匀高信号，肿瘤内密度不均，与周围边界清晰。

【术前诊断】

左鼻腔鼻窦乳头状瘤癌变。

鼻窦 CT 主要观察病变范围及骨质变化，SNIP 鼻窦 CT 主要表现为单侧鼻腔或鼻窦分叶状软组织影，边界清晰，邻近骨质膨胀性受压、破坏，窦间隔模糊，肿瘤根基部骨质多有增生，骨质增生部位提示可能为肿瘤原发部位，肿瘤内部可观察到因肿瘤内翻性生长形成的"空泡征"；肿瘤边缘有时可观察到乳头状突起，肿瘤较大时可压迫鼻中隔向对侧移位，蔓延至鼻咽部、眼眶、颅内等邻近区域；CT 如显示骨质破坏、肿瘤向眼眶、翼腭窝、颞下窝及颅内等邻近部位侵犯时要警惕肿瘤恶变的可能。SNIP 在 MRI 上能准确显示肿瘤向鼻外蔓延的范围，在 T_1WI 多呈等信号，少数呈低信号；T_2WI 多呈等信号，少数呈高信号；增强多呈中度不均匀强化，增强 T_1WI 或 T_2WI 瘤体内多呈高低信号相间的栅栏状或"脑回征"。病变形态不规则，内部见坏死区，邻近骨质受侵蚀、破坏，及病变侵犯眼眶、颅底等鼻外结果高度提示恶变可能，"脑回征消失"也提示乳头状瘤恶变可能。

【治疗方案】

全身麻醉鼻内镜下左侧筛窦、额窦开放、左侧上颌骨次全切除，左侧鼻腔、上颌窦肿物切除术。

【手术过程】

患者取仰卧位，静脉给药全身麻醉效果满意后，术区常规消毒，铺无菌巾。1% 地卡因加肾上腺素棉片左侧鼻腔填塞，收缩麻醉鼻腔黏膜。

鼻内镜下见左侧鼻腔外侧壁向内膨隆，鼻腔内新生物为淡红色，表面欠光滑，附着脓性分泌物，累及左侧鼻腔外侧壁，取部分肿物送术中冰冻组织病理学检查，提示"内翻性乳头状瘤癌变"。

用等离子射频刀于左侧下鼻甲附着处前端做纵行黏膜切口，沿切口翻起黏膜至下鼻甲头端，凿开下鼻甲骨附着处，向后游离受累下鼻甲，见鼻泪管增粗，已被肿瘤侵蚀，切除鼻泪管，等离子射频刀切除鼻腔外侧壁肿物，见上颌窦前壁骨质受累破坏，内镜下切除左侧上颌窦前壁骨质，见上颌窦窦腔内充满肿物，取部分上颌窦内肿物送术中快速病理，病理回报为鳞状细胞癌。内镜下以吸切器切除上颌窦腔内的全部病变，见眶下神经骨管完整，以磨骨钻磨除根部骨质，等离子射频刀头充分烧灼创面，并充分止血。切除中鼻甲并切开泪囊，见泪囊内黏膜光滑，未受侵蚀。彻底开放额窦、筛窦，吸净窦腔内脓性分泌物后未见额窦、筛窦内有肿物侵犯。检查术区无可见病变残留，术腔通畅。填塞止血材料，检查术区无活动性出血，手术结束。

鼻内镜下手术彻底切除病变是治疗 SP 的首选，术中彻底切除肿瘤的根基部是减少复发的关键，对于肿瘤根基部骨质增生明显处应用磨骨钻磨除，将病变黏膜在骨膜下层彻底切除，并电凝滋养血管，可有效减少肿瘤的复发及恶变。术后复发并不是 SNIP 的生物学特性，复发主要由于手术没有彻底切除肿瘤，肿瘤组织残留所致。所以术前应准确判定肿瘤原发部位，侵犯范围及是否可能出现恶变，制订手术方案，对于已恶变内镜下无法完整切除的肿瘤，也可同时行鼻侧切、上颌骨次全切及修补，双冠入路颅内肿瘤切除等相关手术，并行术后放、化疗等综合治疗。内翻性乳头状瘤恶性转化的潜在机制仍不清楚，研究表明高危 HPV 感染与恶性转化存在关联[2]。

【病理学检查】

诊断为（左鼻腔）Schneiderian（假纤毛上皮）内翻性乳头状瘤癌变，（左上颌窦）：高分化鳞状细胞癌。

SNIP 主要恶变为鳞状细胞癌，SNEP 基本无恶变，SNOP 恶变类型主要为黏液表皮样癌、鼻腔鼻窦未分化癌及鳞状细胞癌。

【术后诊断】

左鼻腔鼻窦乳头状瘤癌变，左上颌窦鳞状细胞癌。

【术后处理】

术后建议患者肿瘤科进一步治疗，患者回到当地医院肿瘤科放疗治疗。

【随访及预后】

出院后随访 1 年无复发及转移。

SNIP 术后复发率高达 20%，通常发生在术后第 1 年内或者 6 年内复发。所以术后定期鼻内镜下检查、鼻窦 CT 复查、长期随访对于 SNIP 复发及恶变患者非常重要，尤其对于年轻人，年轻人复发风险更高。

| 小结 |

判定内翻性乳头状瘤是否恶性变，也可通过 DWI 检查测量 ADC_{20}，影像学上通过"脑回征丢失"改变联合 ADC_{20} 值可提高内翻性乳头状瘤恶变诊断的准确性，除此之外，MRI 纹理分析、ASL 技术也可用提高内翻性乳头状瘤和鳞状细胞癌的鉴别。

参考文献

[1] 王明婕，侯丽珍，周兵，等. 鼻腔鼻窦内翻性乳头状瘤恶变的相关危险因素分析. 临床耳鼻咽喉头颈外科杂志，2021，35（07）：627-632

[2] 于文玲，刘兆会，李书玲，等. 鼻腔鼻窦内翻性乳头状瘤内骨化的 CT 特征及其与术中肿瘤根蒂位置的对照研究. 中华放射学杂志，2021，55（06）：633-637

[3] KAMEL R H, KHALED A, ABDELFATTAH A F, et al. Surgical treatment of sinonasal inverted papilloma. CurrOpinOtolaryngol Head Neck Surg, 2022, 30(1): 26-32

病例 14 筛窦未分化癌

鼻腔鼻窦未分化癌是一种罕见的侵袭性恶性肿瘤，发生于鼻腔或鼻窦，起源于后鼻孔外胚层上皮细胞[1]。Frierson 等人在 1986 年首次报道了此病，其侵袭性强且预后差，中位生存时间仅有 4 个月[2]。鼻腔鼻窦未分化癌发病年龄从 30 ~ 90 岁，中位年龄为 50 ~ 60 岁，男性略多于女性，其侵及鼻腔、上颌窦、筛窦，容易向眼眶、颅前窝、颅底和面部深层结构等侵犯。因其特有的组织学特异性，可根据镜下所见及免疫组化诊断[3]。尽管近年来随着化疗药物、放射技术和手术方法方面取得了进展，但该病的预后和生存结果仍然很不理想。

【病史摘要】

患者，男性，49岁，以"鼻塞伴流脓涕2个月"入院。患者入院前2个月无明显诱因出现双侧鼻塞，症状进行性加重，伴有流脓血涕，伴面颊部隆起及疼痛麻木感，伴头痛、头昏，自觉嗅觉减退，双侧眼球有所突出，伴有味觉下降。门诊以"鼻窦肿瘤"收入院。病程中患者体重有所减轻（具体不详），饮食及睡眠欠佳，二便正常。

鼻腔鼻窦未分化癌其症状多种多样、缺乏特异性，与其他鼻咽部恶性肿瘤相似，可表现为鼻塞、流鼻血、头痛、复视、视力受损和脑神经麻痹等，故易误诊。该病症状的持续时间通常很短。该病侵袭性高，在有症状表现者中发生颈部淋巴结转移的占10%～30%，但发生远处转移并不多见，远处转移部位一般为肺、骨、脑、肝等。

【查体】

1. **全身检查** 未见明显异常。

2. **专科查体** 外鼻无畸形，鼻前庭皮肤无红肿，鼻中隔无偏曲。右侧鼻腔黏膜慢性充血，鼻腔见新生物堵塞，左侧鼻腔极度狭窄，左下鼻甲及其余鼻甲不能窥见，双侧上颌窦鼻窦体表投影区压痛。

【辅助检查】

1. **鼻窦 CT 检查** 双侧筛窦、上颌窦、额窦及蝶窦见软组织密度影，突入双侧眶内，眶内容物受压。

2. **鼻窦 MRI 检查** 鼻腔、鼻窦占位，侵犯颅内额部脑组织，右侧额叶大片水肿；鼻窦炎（图7-14-1）。

3. **颈部淋巴结超声检查** 示双侧颈部可探及数枚椭圆形淋巴结声像，右侧大者约10.0mm×4.1mm，左侧大者约8.3mm×3.0mm，皮髓结构尚清。CDFI其内可见血流信号。

【术前诊断】

鼻窦肿物。

鼻腔鼻窦未分化癌临床最常应用的影像学检查为CT及MRI，主要表现是肿瘤边界不清、无包膜、易破坏邻近骨结构并侵入深部组织。CT扫描可见软组织密度肿瘤呈不同程度不均匀强化，肿瘤组织内无钙化。MRI可见肿瘤在T_1WI为低或等信号改变，在T_2WI为等或高信号改变，当注射对比剂后可见不规则强化。此外通过CT和MRI还可以评估肿瘤

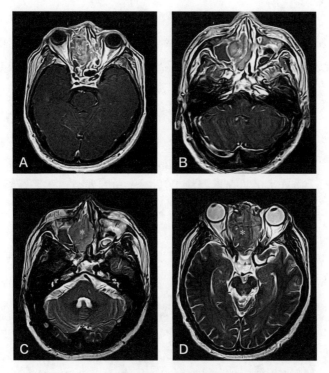

图 7-14-1　鼻窦未分化癌的鼻窦 MRI 检查表现

A 和 B. T_1WI；C 和 D. T_2WI。鼻腔、筛窦、额窦、蝶窦、双侧上颌裹累及额部见块状等 T_1、等 T_2 信号，其内信号不均，增强扫描明显不均匀强化。右侧额叶见片状长 T_1、长 T_2 信号，若侧脑室前角受压，脑中线结构左移。

的局部浸润程度以及有无远处转移等[5]。明确诊断需要通过病理及免疫组化进一步鉴别。对于鉴别诊断困难的低分化型鼻咽癌，可用特殊 Ki-67 染色或 CK7/CK8/CK19 免疫组织化学染色后在病理上与之区别。需要鉴别的疾病包括：黑色素瘤、淋巴瘤、嗅神经母细胞瘤、神经内分泌小细胞癌、Ewing 肉瘤 / 外周原始神经外胚叶瘤等[4]。

【治疗方案】

全身麻醉下行鼻内镜下双侧全组鼻窦开放、双侧鼻腔鼻窦肿瘤切除术。

【手术过程】

患者全身麻醉后，术区常规消毒、铺巾。

1% 利多卡因及肾上腺素盐水纱条收缩双侧鼻腔黏膜。鼻内镜下见右侧鼻腔被暗红色质脆鱼肉样肿物充满。左侧鼻腔狭窄，中鼻甲及中鼻道黏膜不光滑，亦有新生物。取右侧鼻腔部分肿物送术中病理回报为："（右鼻）恶性肿瘤，倾向低分化癌"。

开放右侧全组鼻窦，探查见肿物向外至眶周，眶纸板部分缺如，眶筋膜局部欠光滑。

向上侵及额窦口。向内越过鼻中隔中后端侵至对侧筛窦，并侵及左侧眶纸板及颅底。等离子射频刀切除肿物，并切除右侧部分不安全眶筋膜，见眶脂体正常，眶内未受侵及，予以保留。开放左侧全组鼻窦，彻底清除窦内病变。见左侧眶纸板亦部分缺如，切除部分眶筋膜，保留眶脂体。

等离子射频刀于鼻中隔中后段，距离肿物 5mm 以上切除肿物，并沿肿物向上清除至筛顶，可见筛顶局部骨质缺如，嗅神经受侵，完全切除肿物至硬脑膜。

请神经外科会诊，建议暂不行硬脑膜切除术，以免影响后续放化疗治疗。如必要时，后期可行二期手术。检查术区见鼻腔鼻窦及眶周无病变残留，术腔通畅。术中出血明显，等离子充分电凝止血，填塞止血材料，检查术区无活动性出血。结束手术。

鼻腔鼻窦未分化癌是高度恶性的肿瘤，易发生转移、预后极差。目前治疗尚无统一规范的方案，多采用综合治疗模式[6]。虽然原发鼻腔病灶局限，有很大可能手术完整切除，但也不能轻易手术，未分化癌治疗还是应当首选放疗，先行放疗再评估肿瘤有无明显缩小，若明显缩小应当继续给予根治量放疗，若肿瘤缩小不明显，才考虑手术治疗。鼻腔鼻窦未分化癌放疗范围应当包括原发灶和同侧颌面部、双侧颈部淋巴结区域，否则肿瘤极易转移。有研究表明手术切除后放疗能够提供更好的局部控制和减少放疗剂量，从而降低长期并发症的风险。根治性外科切除及保留颈神经的颈清扫术具有肿瘤安全性，并在一定程度上可提高疗效。

【病理学检查】

诊断为：未分化癌。

1．组织病理学检查　光镜下组织学特征多为中等大小的肿瘤细胞排列成巢状、条状及小梁状，细胞核深染，高核浆比例。细胞分裂多见，肿瘤坏死及血管浸润是其突出的特征。

2．免疫组化检查　CK8/18（＋），CK（＋），EMA（弱＋），CK5/6（－），P40（－），P63（－），P16（－），S-100（－），SYN（－），CgA（－），CD56（－），TTF-1（－），HMB45（－），Melan-A（－），INI-1（＋），Desmin（－），CD34（－），Ki67（约90%）。

3．荧光原位杂交检测　EBER（－）。

鼻腔鼻窦未分化癌与其他神经内分泌恶性肿瘤相比，具有更高的局部复发率，更容易发生远处转移和频繁的血管和神经侵犯。在近年来的研究中显示其5年和10年的生存率分别为34.9%和31.3%，其中位生存率为22.1个月。同时来自最近法国对54例鼻腔鼻窦未分化癌研究表明，其中大多数表现为晚期，3年总生存率62.4%、无复发生存率47.8%[5]。

小结

　　鼻腔鼻窦未分化癌是一种罕见的具有侵袭性的恶性肿瘤。大部分研究者对包括放射技术、化疗药物和靶向药物的多模式综合治疗持赞同态度，特别是其在改善预后方面存在明显优势。近年来，还有针对全基因组单核苷酸多态性分析结果发现，*ERBB2*被人类表皮生长因子受体 2（HER2）高度扩增，拉帕替尼在体内和体外均能抑制HER2 信号通路，抑制细胞生长。因此，通过这些研究结果有望开发一种新的靶向治疗药物治愈该病。

参考文献

[1] ABDELMEGUID A S, BELL D, HANNA E Y. Sinonasal undifferentiated carcinoma. CurrOncol Rep, 2019, 21(3): 26

[2] FRIERSON H J, MILLS S E, FECHNER R E, et al. Sinonasal undifferentiated carcinoma. An aggressive neoplasm derived from Schneiderian epithelium and distinct from olfactory neuroblastoma. Am J SurgPathol, 1986, 10(11): 771-779

[3] EJAZ A, WENIG B M. Sinonasal undifferentiated carcinoma: clinical and pathologic features and a discussion on classification, cellular differentiation, and differential diagnosis. Adv AnatPathol, 2005, 12(3): 134-143

[4] PERRI F, DELLA VITTORIA SCARPATI G, IONNA F, et al. Clinical management of localized undifferentiated sinonasal carcinoma: our experience and review of the literature. Anticancer Drugs, 2019, 30(3): 308-312

[5] DE BONNECAZE G, VERILLAUD B, CHALTIEL L, et al. Clinical characteristics and prognostic factors of sinonasal undifferentiated carcinoma: a multicenter study. Int Forum Allergy Rhinol, 2018, 8(9): 1065-1072

[6] DE BONNECAZE G, VERILLAUD B, CHALTIEL L, et al. Clinical characteristics and prognostic factors of sinonasal undifferentiated carcinoma: a multicenter study. Int Forum Allergy Rhinol. 2018, 8(9): 1065-1072

病例 15　筛窦－颅底小细胞神经内分泌癌

　　神经内分泌癌是一种能合成和分泌胺及多肽激素的神经内分泌细胞的恶性肿瘤，来源于黏膜上皮和黏膜下腺体上皮细胞，具有高度恶性、进展快、致死性等特点，占恶性肿瘤发病率不足 1%。好发于肺部和消化系统，原发于鼻腔鼻窦的神经内分泌癌罕见。该病病因不明，可能与辐射、吸烟、病毒感染及基因突变有关。2005 年 WHO 根据肿瘤的组织学形态表现将其分为 3 个亚型，分别为典型类癌、不典型类癌、小细胞神经内分泌癌，其中小细胞神经内分泌癌多见，恶性程度最高。该病无明显性别差异[1]。鼻腔鼻窦小细胞神经内分泌癌（small cell neuroendocrine carcinoma，SCNEC）主要好发于鼻腔及筛窦，基底多位于筛板，其次为上颌窦、额窦及蝶窦。早期可累及周围骨组织出现溶骨性骨破坏并侵犯鼻咽部、眶周及颅底等邻近器官，局部侵袭力强，易早期通过淋巴系统及血液转移，主要是局部淋巴结转移及远处转移。少部分患者可能同时出现神经内分泌症状，如库欣综合征、抗利尿激素分泌失调综合征等副肿瘤综合征[2]。

【病史摘要】

患者，男性，56岁，以"头痛2个月"入院，该患者于入院前2个月无明显诱因出现头部疼痛，头痛发作无规则，无鼻塞，无鼻腔出血，涕中偶有血丝，自觉嗅觉减退，无复视，无眼球突出，眼球活动良好，无面颊部隆起、无疼痛麻木，无头胀，无鼻腔脓涕，无发热，无消瘦，无咀嚼困难。门诊以"鼻部肿物（恶性鼻颅底肿瘤？）"收入院。病程中患者体重无减轻，饮食良好，睡眠欠佳，二便如常。

鼻小细胞神经内分泌癌临床表现早期没有特异性，鼻部主要症状为鼻塞、嗅觉减退、鼻腔出血、回涕带血等不典型表现，主要特点是局部破坏，常侵及眼眶、颅底、颅内等邻近结构，临床主要表现为眼球活动障碍、视力下降、复视、眼球突出、面部麻木、头痛等症状。因早期无特异性临床表现，大部分患者就诊时已处于肿瘤中、晚期。

【查体】

1. **全身检查** 未见明显异常。

2. **专科查体** 外鼻无畸形，双侧鼻腔黏膜慢性充血，右侧鼻腔中鼻道、总鼻道中上部至鼻腔穹窿顶可见新生物，色暗红、质脆易出血、表面附血性分泌物，新生物与鼻中隔界限不清。双侧颈部可触及肿大淋巴结，活动度良好，无压痛，各鼻窦体表投影区无压痛。

【辅助检查】

1. **鼻窦CT检查** 右侧鼻腔及鼻窦占位，邻近眼眶及鼻窦骨质可见破坏。

2. **鼻窦MRI检查** 右侧鼻腔内及右侧上颌窦见软组织肿块，呈长T_1、T_2信号，脂肪抑制序列呈高信号，右侧鼻甲受压移位。增强扫描，右侧鼻腔内及右侧上颌窦占位不均匀强化（图7-15-1）。

3. **鼻腔内组织病理学活检** 结合HE染色的组织形态及免疫组化结果符合小细胞神经内分泌癌。

4. **颈部淋巴结超声检查** 示双侧颈部淋巴结增生改变，右侧大者约3.2cm×2.2cm，皮髓间结构清，左侧大者约1.5cm×0.4cm，边界清楚，CDFI其内可见血流信号。

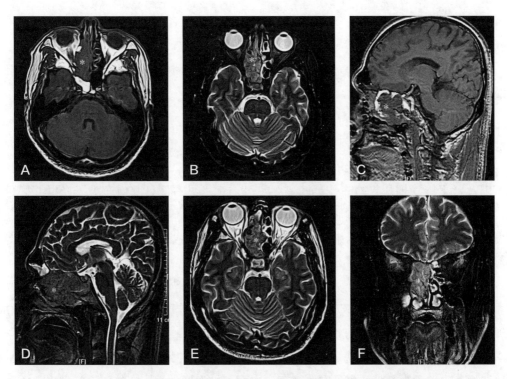

图 7-15-1　鼻腔鼻窦小细胞神经内分泌癌的术前鼻窦 MRI 检查表现

A. 水平位 MRI 的 T_1WI；B. 水平位 MRI 的 T_2WI；C. 矢状位 MRI 的 T_1WI；D. 矢状位 MRI 的 T_2WI；
E. 水平位 MRI 的 T_2WI；F. 冠状位 MRI 的 T_2WI。

【术前诊断】

鼻腔鼻窦小细胞神经内分泌癌。

鼻腔鼻窦小细胞神经内分泌癌影像无特异性，大部分鼻窦 CT 表现为单侧鼻腔、鼻窦内软组织肿块，膨胀性生长与邻近组织分界不清，伴窦壁的骨质破坏，多为溶骨性骨破坏，堵塞窦口时表现为窦内积液。MRI 多表现为较均匀的软组织信号影，T_1WI 呈等信号，T_2WI 及 T_2 脂肪抑制呈等、高混杂信号影，增强扫描多为不均匀强化。该患者鼻窦 MRI 示右侧鼻腔、筛窦内不规则软组织影，T_1WI 稍等信号、T_2WI 稍高信号，右眶内侧壁及内直肌受压。本病需注意与下列疾病相鉴别：①鼻腔鼻窦内翻性乳头状瘤呈单侧发病，膨胀性生长，鼻内镜下呈乳头状外观，MRI 可见"脑回征"；②鼻窦淋巴瘤多发生于鼻腔前部，CT 示鼻腔鼻窦骨质破坏程度轻；MRI 信号均匀，增强后轻度强化；③鼻窦鳞状细胞癌好发于老年人，鼻腔及鼻窦内软组织肿块，CT 示骨质破坏明显，MRI 示 T_1WI 呈等信号、T_2WI 等低信号；④腺样囊性癌 CT 示骨质破坏呈缓慢膨胀性，MRI 平扫示 T_1WI、T_2WI 呈等高信号，增强 MRI 呈明显强化；⑤嗅神经母细胞瘤具有嗅神经分化的特点，增强后明显强化，镜下表现为菊形团样结构。

【治疗方案】

全身麻醉下行鼻内镜下等离子双侧全组鼻窦开放，右侧鼻腔、鼻窦、颅底、眼眶肿物切除术。

【手术过程】

患者仰卧位，静脉给药全身麻醉后，留置导尿管导尿，术区常规消毒，铺巾。用1%地卡因及肾上腺素棉片收缩右侧鼻腔黏膜。鼻内镜下见右侧鼻腔内充满不光滑红黑色肿物，肿物累及鼻腔外侧壁及颅底，用等离子射频刀头切除病变并开放右侧上颌窦窦口，上颌窦腔内未见病变，以等离子射频刀头充分烧灼创面及骨壁，见肿物累及眶内侧壁，等离子射频刀头完整切除肿物，并充分烧灼创面。

术中见肿物压迫眶筋膜，内直肌未受侵犯，鼻内镜下见筛窦充满肿物，彻底开放筛窦，完整切除肿物，见肿物累及颅底骨质，硬脑膜完整，切除可见病变。并送术中冰冻，病理回报为：（右鼻颅底）小细胞恶性肿瘤。

完整切除筛顶肿物，冲洗鼻腔后可见鼻中隔后缘受肿物侵犯，鼻中隔后缘骨质缺损，完整切除鼻中隔后缘黏膜，可见右侧蝶窦口表面不光滑新生物，完整切除新生物，等离子射频刀灼烧创面。

鼻内镜下见视神经管被肿物压迫吸收，视神经裸露，但未受侵犯。开放右侧额窦，见额窦腔黏膜光滑，未受侵犯，咬骨钳取出额窦中隔骨质，完整切除鼻中隔上端黏膜及骨质，彻底开放左侧蝶窦、上颌窦及筛窦。检查术区无可见病变残留，术中出血明显，等离子射频刀头充分电凝止血。填塞止血材料，检查术区无活动性出血。手术结束。

目前国内外尚无统一的治疗策略，原发于鼻窦的神经内分泌癌因病变部位隐匿，初次就诊大部分患者已处于中晚期或已发生远处转移，单一的治疗手段疗效不佳，因局部复发率较高，鼻内镜下应尽可能做到肿瘤全切除，包括累及眼眶及颅底周围的肿瘤，且要彻底切除黏膜及骨膜，但扩大手术范围也不能提高生存率，对于肿瘤范围广，无法内镜下完成切除者，首选鼻外侧入路肿瘤切除术，术后常辅助放化疗。化疗多应用环磷酰胺、长春新碱、甲氨蝶呤、盐酸阿霉素等药物。颈部淋巴结清扫术对神经内分泌肿瘤无效，无须行预防性颈部淋巴结清扫。因该病恶性程度高、进展快、预后差，所以应尽可能早发现、早诊断及综合治疗是提高患者生存率的关键。

【病理学检查】

诊断为：小细胞神经内分泌癌。

1. 组织病理学检查 光镜下见排列紧密的异型核小圆细胞呈网状或束状紧密排列，细胞核呈圆形或卵圆形，核大胞质少，核分裂象多见。

2. 免疫组化检查 CgA（＋），Syn（＋），NSE（＋），CD56（＋），CD99（＋），EMA（部分弱＋），组织角质蛋白多肽（＋），NF（－），S-100（－），波形蛋白（－），CK8/18（部分＋），Ki67约90%。

神经内分泌癌最常使用的标志物是嗜铬粒蛋白和突触素，其中嗜铬粒蛋白是神经内分泌物分泌颗粒的主要成分，对神经内分泌肿瘤有高度特异性。突触蛋白是神经元突触囊泡的完整膜成分，突触蛋白（＋）是神经内分泌肿瘤敏感且特异的标记物，非神经内分泌肿瘤中嗜铬粒蛋白（－）、突触素（－）。

【术后诊断】

鼻腔鼻窦小细胞神经内分泌癌。

【术后处理】

患者术后1个月内行EP方案化疗6个周期后，给予局部适形调强放疗，靶区包括术前病灶侵犯的范围及双侧颈部淋巴结引流区，给予60Gy。

【随访及预后】

出院后1年复查，患者鼻窦MRI示双侧鼻腔鼻窦内未见肿物复发（图7-15-2），无远处转移。

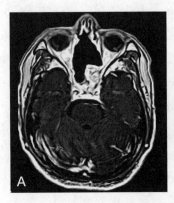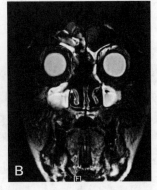

图7-15-2　鼻腔鼻窦小细胞神经内分泌癌的术后鼻窦MRI检查表现

A. 水平位MRI的T_1WI；B. 冠状位MRI的T_2WI。

鼻SCNEC的预后与肿瘤发生的部位、TNM分期及组织学亚型和分化程度相关，总体表现为恶性程度极高，预后最差，五年生存率仅为13%，最常见转移部位是颈淋巴结、肺、肝、骨等器官，并引起相应症状。

　　鼻腔鼻窦小细胞神经内分泌癌罕见，在国外的文献中多为个案报道，至今个案报道不足百例，尚无对其深入的研究。大多数报道中主要为描述其病理学及影像学特点，对其治疗无明确的方案，对于该疾病的研究尚需从分子学方面入手，以便制订更好的治疗方案。

参考文献

[1]　CHAPURIN N, TOTTEN D J, LOUIS P C, et al. Sinonasalsmall cell carcinoma-case series of a rare malignancy. Ent-Ear Nose Throat, 2020, 101(6): 392-395

[2]　CHEN L Y, CHANG S L, LEE W Y. Primary small cell neuroendocrine carcinoma in the nasal cavity: A CARE-compliant case report. Medicine (Baltimore), 2021, 100(35): e27136

病例 16　筛窦 – 颅底脊索瘤

　　脊索瘤（chordoma）是脊索起源的肿瘤，来源于发育过程中残留或者异位的脊索残留组织，占中枢神经系统肿瘤的比例小于 0.1/10 万。好发于人体的中轴骨，最常好发于骶尾骨、颅底和椎骨区域，发生在鼻腔、鼻窦及鼻咽部者罕见。在个案病例报道中脊索瘤也可发生于鼻中隔、鼻前庭、咽部等部位。这些发生在非中轴骨位置的脊索瘤可归为轴外脊索瘤。轴外脊索瘤极为罕见与中线脊索瘤具有相同组织形态学和免疫表型特征[1]。脊索瘤生长缓慢，具有局部的侵袭性和较高的复发率，远处转移少见，属于一种低 – 中度恶性肿瘤。德国病理学家 Rudolf Virchow 首次在宏观和微观上描述了脊索瘤，他在尸检时偶然发现颅底斜坡上小而黏的生长物，并对其进行了描述，后来病理学家 HugoRibbert 提出了脊索瘤这个术语，并被广泛采纳。

　　脊索瘤可发生在从儿童到老年人的任何年龄，大多数好发于中老年人，平均的发病年龄是 40 岁，男性发病率高于女性。根据肿瘤细胞分化程度和形态学特点，2013 年 WHO 骨肿瘤分类将脊索肿瘤分为良性脊索细胞瘤和恶性脊索瘤两大类，良性脊索细胞瘤主要发生在脊柱中轴骨位置，是一种具有脊索细胞分化并局限于骨内的良性肿瘤，它的免疫表型与脊索瘤一致。WHO 骨和软组织肿瘤分类第 5 版将脊索瘤的组织学亚型分为经典型脊索瘤、去分化型脊索瘤及差分化型脊索瘤 3 个亚型[2]。

患者，男性，49岁，以"双侧鼻塞1年余，左侧鼻塞重"入院。该患者于入院前1年无明显诱因出现鼻塞，左侧鼻塞明显，症状进行性加重，伴大量脓涕，自觉嗅觉减退，无面颊部隆起，无头痛、头胀，无复视，无眼球突出及视力下降，无发热，无消瘦，无咀嚼困难，自觉听力明显下降。门诊以"鼻部肿物"收入院。病程中患者体重正常，饮食尚可，睡眠欠佳，二便如常。

脊索瘤生长缓慢，呈广泛浸润性生长，病程较长。发生于颅底的脊索瘤通常起源于斜坡，其位置较深，周围毗邻重要的血管、神经等，比较常见的症状是头痛及视力障碍，最常见的体征是展神经受损，其他的症状及体征包括头昏、偏瘫、步态不稳及肢体乏力等。原发于鼻腔、鼻窦内的脊索瘤主要表现为鼻塞、嗅觉减退、流涕、颜面胀痛等，原发于鼻咽部的肿物还可出现耳闷及听力下降、软腭麻痹等症状。

【查体】

1. 全身检查　未见明显异常。

2. 专科查体　外鼻无畸形，鼻前庭皮肤无肿胀，鼻中隔明显右偏，左侧鼻腔黏膜慢性充血，左鼻腔见一淡粉色新生物堵塞，未见左侧下鼻甲及中鼻甲，各鼻窦体表投影区无压痛。颈部未触及肿大的淋巴结。

【辅助检查】

1. 鼻窦CT检查　可见左侧鼻腔、鼻窦内边界清晰、膨胀性或小叶状软组织肿块，瘤内不规则钙化，鼻中隔偏曲，上颌窦、蝶窦周围骨壁破坏。

2. 鼻窦MRI检查　可见左侧鼻腔、鼻窦及左侧颅底不规则团块影，界限清楚呈分叶状或局部呈峰房状，信号强度不均匀，呈短 T_1、长 T_2 信号。鼻中隔右移，增强扫描病变不均匀强化，部分肿瘤内凝胶样物质之间有纤维间隔，在 T_2WI 上可看见与纤维间隔相对应的低密度线（图7-16-1）。

3. 组织活检病理检查　结合HE染色的组织形态及免疫组化结果符合脊索瘤。

4. 颈部淋巴结超声检查　示双侧颈部多发低回声结节，左侧大者约1.8cm×0.6cm，右侧大者约1.5cm×0.7cm，边界清晰，皮髓质可见，未见液化钙化。

【术前诊断】

左鼻腔鼻窦脊索瘤。

部分脊索瘤患者的MRI T_2WI 可见特征性的纤维间隔，这些纤维间隔位于肿瘤凝胶状成分之间呈低信号。脊索瘤的确诊需要病理检查，脊索瘤一般有假包膜与周围组织分界较

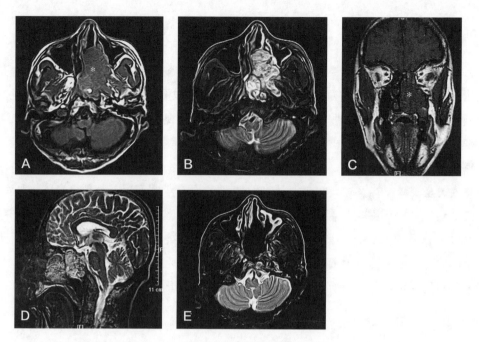

图 7-16-1　左侧鼻腔鼻窦脊索瘤的鼻窦 MRI 检查表现

A. 术前鼻窦水平位 MRI 的 T_1WI 示左侧鼻腔及鼻窦内见软组织肿块影呈等信号（*），其内见少许钙化影；B. 术前鼻窦水平位 MRI 的 T_2WI 肿块呈高信号，其内可见肿块呈分叶，与周围边界清（*）；C. 术前鼻窦冠状位 MRI 的 T_1WI 示肿块充满左侧鼻腔（*），边缘界限尚清；D. 鼻窦矢状位 MRI 的 T_2WI 示肿块（*）未累及颅内；E. 术后复查鼻窦 MRI 示鼻腔及鼻窦内无肿瘤复发。

清，肿瘤内含有大量柔软的凝胶状物质，病理学上可看到肿瘤细胞整体呈分叶状排列、细胞呈条索状、不规则或假腺泡状，具有丰富的细胞间黏液物质及大的空泡状细胞。脊索瘤与软骨肉瘤易混淆，软骨肉瘤镜下没有空泡状细胞或黏液状物质，且对 CK 及 EMA 表达呈阴性。

【治疗方案】

全身麻醉下行鼻内镜下等离子左侧筛窦、上颌窦、额窦开放，左侧鼻腔蝶窦、颅底肿物切除术。

【手术过程】

患者全身麻醉后，用盐水肾上腺素棉片收缩左侧鼻腔黏膜。鼻内镜下见左侧鼻腔内充满暗红色新生物，新生物表面光滑，内包含大量胶冻样物质，肿物累及左侧中鼻道、嗅裂区及蝶窦。

以等离子射频刀切除左侧中鼻道、嗅裂区及蝶窦自然口周围病变，切除左侧钩突、筛泡，见上颌窦口周围黏膜高度水肿，彻底切除病变组织，吸出上颌窦内脓性分泌物，上颌内黏膜正常予以保留。

术中切削钻彻底开放左侧筛窦，吸净窦腔内黏脓性分泌物，彻底清除病变黏膜，保留正常黏膜，开放左侧蝶窦，见蝶窦内充满肿物，蝶窦顶壁、外侧壁、后壁部分缺如，病变向外侵及翼腭窝，向顶后侵及颅底，彻底切除肿物，术中出血明显，以等离子射频刀头充分凝固止血，鼻腔填塞止血材料。结束手术。

发生于颅底的脊索瘤主要以手术彻底切除为主，对于手术无法彻底切除的肿瘤，术后辅助放射治疗，脊索瘤对化疗不敏感。颅底脊索瘤因位置深在，发现时多已累及周围血管、神经及骨质，术后复发率较高，术后生存时间短，预后较差。与颅底脊索瘤的相比，鼻腔鼻窦内脊索瘤有假包膜且为膨胀性生长，与周围组织界限清楚，内镜下可完成肿瘤切除，手术创伤小，术后局部复发率明显降低，预后较好，术后总体生存时间较长，极少发生远处转移。

【病理学检查】

诊断为：（左侧鼻腔鼻窦）脊索瘤。

1. 组织病理学检查　光镜下见肿瘤呈小叶状，细胞多变形，胞质嗜酸性，细胞核深染，核仁明显，细胞部分呈空泡状，含有丰富的细胞间黏液物质。

2. 免疫组化检查　EMA（＋）、CK（＋）、CK 8/18（＋）、S-100（部分＋），Ki-67 约 5%。

脊索细胞具有某些软骨和上皮细胞特性，具有独特的免疫特征，对 S-100、CK 和 EMA 反应呈阳性。在病理学检查与免疫组化学中，脊索瘤与肌上皮瘤很难区分，肌上皮瘤也会表达 S-100、且 CK 呈阳性反应，对于这种情况，可以用转录因子 Brachyruy 进行区分，Brachyruy 是一种核标记物，对脊索瘤非常敏感，在脊索瘤中呈阳性，但在肌上皮瘤及软骨样肿瘤中呈阴性，Brachyruy 对脊索瘤的检测特异性和灵敏性分别为 98% 和 100%。

【术后处理】

术后未行放射治疗及化疗。

【随访及预后】

术后 1 年复查，鼻窦内未见肿物复发，经过 2 年随访，未发现复发和转移迹象。

轴外脊索瘤患者的首选治疗是手术切除，且要求切缘阴性，放疗和化疗对于脊索瘤作用有限，脊索瘤治疗失败最主要的原因为肿瘤的局部复发。对于颅底斜坡处的脊索瘤除手术切除外，也可行质子束定向照射治疗。

目前对于脊索瘤的治疗，除手术切除之外，主要研究脊索瘤治疗的靶向药物。一项轴位脊索瘤的临床病理和基因组特征研究中发现 22 号染色体缺失或 SMARCB1 杂合缺失与低分化脊索瘤密切相关。在脊索瘤中也可发现 CDKN2A 缺失以及细胞周期蛋白依赖性 CDK4/6 的激活与脊索瘤密切相关，针对 CDK4/6 抑制剂 Palbociclib 在德国正进行临床研究。此外，在一项欧洲多中心研究中，阿法替尼也被应用在脊索瘤的治疗中 [3]。

参考文献

[1] 黄瑾，杨婷婷，蒋智铭，等. 脊索肿瘤 48 例的临床病理学分析. 中华病理学杂志, 2021, 50（03）: 201-206

[2] HOLLEY C, BREINING T, SCHEITHAUER M, et al. Primary extra-axial chondroid chordoma of the anterior nasal septum: case report of a rare chordoma with literature review. HNO, 2021, 69(3): 221-228

[3] WEN X, CIMERA R, ARYEEQUAYE R, et al. Recurrent loss of chromosome 22 and SMARCB1 deletion in extra-axial chordoma: A clinicopathological and molecular analysis. Genes Chromosomes Cancer, 2021, 60(12): 796-807

病例 17 筛窦 - 眶尤文肉瘤

尤文肉瘤（Ewing's sarcoma，EWS）一种高度恶性的小圆细胞肿瘤，起源于神经外胚层细胞，与原始性神经外胚层肿瘤（PPNET）、神经上皮瘤、Askin 肿瘤等同属于尤文肉瘤家族（ESFT）。ESFT 是一组具有高度侵袭性、形态相似的恶性肿瘤，它们具有共同的自发遗传易位，主要影响儿童和青少年 [1]。

1921 年 Ewing 最先报到了骨尤文肉瘤，Ewing 肉瘤是儿童和青少年中第二常见的原发骨肿瘤。80% 病例发生在 20 岁之前，在生命的第二个十年发病率最高，很少发生在成人，常见的好发部位为四肢的长骨骨骼，其次是骨盆和肋骨 [2]。Ewing 有骨骼和骨骼外两种形式，10%~20% 的 EWS 病例发生在骨骼外，发生在骨骼外的统称为骨外尤文肉瘤，原发在头部和颈部区域的 EWS 罕见，儿童约 20% 的 EWS 发生于头颈部，其中 20% 发生于鼻腔鼻窦，男性稍多，鼻窦 EWS 最常发生于上颌窦和鼻前庭，国内外文献多为零星的病例报道。

【病史摘要】

患者，男性，13岁，因"眼部肿胀半个月"入院。患者于入院前半个月无明显诱因出现左眼部肿胀，症状进行性加重，伴左眼球突出、内收受限，左眼视力明显下降，眼眶周围肿胀，左眼间歇性疼痛，伴左侧鼻塞，无鼻腔出血、无面颊部隆起，无嗅觉减退，无复视，无发热、无消瘦，无咀嚼困难。门诊以"鼻部肿物、眼眶肿物"收入院。病程中患者体重减轻，饮食及睡眠欠佳，二便如常。

尤文肉瘤多发生于儿童和青少年，该病起病急，病程短，临床表现无特异性。大多患者表现为局部肿胀伴疼痛，鼻塞，鼻出血等症状，由于肿瘤的占位效应，易压迫侵及邻近组织，尤其是眼部，易导致眼球突出，眶周水肿及视力下降，侵及颅内时可出现颅内压升高及神经系统症状，尤文肉瘤早期即可出现血行转移，易累及肺和骨，淋巴结转移少见。

【查体】

1. 全身检查 未见明显异常。

2. 专科查体 左眼球凸出，左眼球内收活动受限，左眼视力下降，外鼻无畸形，鼻前庭皮肤无红肿，鼻中隔无偏曲，双侧下鼻甲肿大，耳前及颈部淋巴结肿大。

【辅助检查】

1. 鼻窦 CT 检查 可见左侧筛窦、蝶窦、左眼眶区见软组织团块影，破坏左眼眶内侧壁，压迫左眼内直肌及视神经，左侧眼球受压、突出（图 7-17-1）。

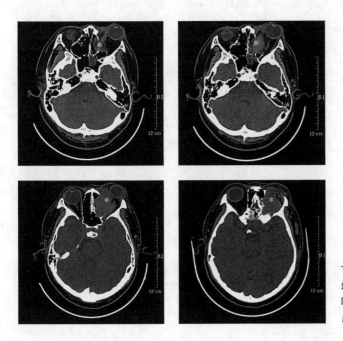

图 7-17-1　鼻窦水平位 CT 检查表现

可见左侧筛窦、蝶窦、左眼眶区见软组织团块影，破坏左眼眶内侧壁，压迫左眼内直肌及视神经，左侧眼球受压、突出及视神经，左侧眼球受压、突出。

2. 组织活检病理检查 结合 HE 染色的组织形态显示小圆形蓝色细胞肿瘤，不除外尤文肉瘤。

3. 颈部淋巴结超声检查 示双侧颈部可见多个淋巴结低回声团，较大者位于 II 区，右侧较大者大小 2.0cm×1.1cm，左侧较大者带下 1.7cm×0.8cm，边界清晰，皮髓质可见，未见液化钙化。CDFI 未见明显异常血流信号。

【术前诊断】

左鼻腔鼻窦尤文肉瘤。

EWS 影像学无特异表现，CT 上可表现为形态不规则的低密度软组织影，密度不均匀，与周围组织界限不清。尤文肉瘤的 MRI 通常显示病变在 T_1WI 常呈低到中等信号，T_2WI 呈低至高信号，肿瘤内有坏死、出血时肿瘤显示为不均匀强化改变。

【治疗方案】

全身麻醉鼻内镜下左侧全组鼻窦开放、左侧筛窦、蝶窦及左眼眶肿物切除，左侧眉弓入路额窦开放术。

【手术过程】

患者取仰卧位，静脉给药全身麻醉后，术区常规消毒，铺无菌巾。用 1% 地卡因加肾上腺素棉片填塞左侧鼻腔，收缩麻醉鼻腔黏膜。

鼻内镜下以切削钻切除左侧钩突、筛泡，开放并扩大上颌窦，见上颌窦内黏膜正常予以保留，彻底开放左侧筛窦、蝶窦，吸净窦腔内黏脓样分泌物，见左侧后组筛窦及蝶窦表面光滑暗红色新生物，上至筛顶，后至颅底，向外侧侵及眼眶，取部分新生物送术中冰冻病理回报为"（左鼻窦、眼眶）恶性小细胞性肿瘤"。以等离子射频刀及切削钻彻底清除鼻窦内新生物，见筛顶骨质部分缺如，硬脑膜暴露，眶纸板部分缺如，肿物与内直肌、上斜肌及上直肌粘连，局部分界不清，内直肌不连续。

鼻内镜下无法完整切除肿物，开放左侧额窦，吸净窦腔内黏脓性分泌物，黏膜正常予以保留。取左侧眉弓弧形切口，取出部分额窦前壁骨质，充分暴露术野，彻底清除眼眶内肿物。检查术区病变无残留，术中出血明显，以等离子射频刀头充分止血，止血材料填塞鼻腔，手术结束。

目前 EWS 的治疗主要为手术切除、放射治疗及化学治疗的综合治疗，最佳的方案是肿瘤的整块切除，并保留足够的安全切缘。对于儿童和青少年手术还应考虑功能保留及功能重建的问题。发生在鼻窦内的 EWS 因肿瘤暴露困难，早期易出现对周围组织的压迫，手术难度较大，对于手术无法完全切除，术后可以放化疗补救。

【病理学检查】

诊断为：右鼻腔鼻窦、右眼眶尤文肉瘤。

1. 组织病理学检查 光镜下可见大小均一的小圆形肿瘤细胞排列呈巢状或片状，被纤维血管组织分隔，胞浆稀少透明或嗜酸性，核呈圆形或椭圆形，核仁不明显，胞浆内有PAS阳性糖原颗粒。

2. 免疫组化检查 Vimentin（＋），CD99（＋），FLI-1（＋），S-100（＋），CK8/18（－），Syn（－），CgA（－），CD56（－），NSE（－），Desmin（－），WT-1（－），MyoD1（－），Myogenin（－），CR（－），Ki67（约10%）。

3. 荧光原位杂交检测 肿瘤细胞内存在分裂信号，与 *EWSR1* 基因重排一致。

EWS 的诊断需要组织病理学检查、免疫组织化学及细胞遗传学分析三者共同评估，其大体肿瘤呈灰白色、灰红色、切面为实性，质地软，无明显包膜，与周围组织界限较清楚。EWS 需要与其他小圆形蓝色细胞形态的肿瘤进行鉴别，包括横纹肌肉瘤、嗅神经母细胞瘤、淋巴瘤、神经内分泌癌、鳞状细胞癌等。EWS 的特征是免疫组织化学染色中 CD99 阳性，对于发生在不常见部位的尤文肉瘤，需要进行 FISH 检测进行鉴别，EWS 有基因融合和易位，EWS 患者中 95% 的患者有 t（11; 22）（q24; q12）或者 t（21; 22）（q22; q12）易位，形成 *EWS/FLI1* 或 *EWS/ERG* 融合基因。85% 的 EWS 患者中有 *EWSR1-FLI1* 基因融合，10% 有 *EWSR1-ERG* 基因融合，少部分患者存在 *FUS* 基因重排。尽管 *EWSR1* 基因易位是 EWS 的标志，却不是 EWS 特有，一些其他软组织肿瘤中也可观察到基因易位，所以也不能单独使用分子研究来诊断 EWS，需要与组织病理学、免疫组化检查一起来鉴别 EWS[2]。

【术后诊断】

左鼻腔鼻窦尤文肉瘤。

【术后处理】

术后患者转入肿瘤科给予卡瑞利珠单抗＋白蛋白紫杉醇＋洛铂静脉滴注，共 5 个疗程，考虑患者年龄小，未行放疗。

尤文肉瘤对放疗极为敏感，照射能使肿瘤组织迅速缩小，但高剂量的照射会增加放疗的并发症，尤其对于儿童及青少年，放疗可能增加放疗部位产生第二种肿瘤的发生率，大剂量的化疗能更强地杀灭肿瘤细胞，但超过骨髓耐受时可能会抑制骨髓造血干细胞的功能，放化疗剂量的选择上要尤为慎重，术后应根据患者的具体情况制订个体化的治疗方案。对于术后治疗复发、远处转移的 EWS 治疗目前尚无突破性进展。

【随访及预后】

出院后随访 8 个月均无复发及转移。

EWS 易复发，远处转移率高。预后取决肿瘤发生的部位，就诊时是否存在远处转移及患者年龄，研究发现年龄小于 15 岁的患者预后较好，目前 EWS 的五年生存率已从 10% 提高到近 80%，骨骼外尤文肉瘤患者预后好于尤文肉瘤。

| 小结 |

　　有关尤文肉瘤的靶向治疗尚处于一期和二期临床试验阶段，目前治疗的相关靶标有 EWS-FLI1、IGF-1R、IL-6/JAK/STAT、mTOR、TP53 等，除此之外多个失调控的 miRNAs 作为促癌基因或抑癌基因也参与了尤文肉瘤细胞增殖、凋亡和侵袭的调控，研究发现通过诱导 MiR-34a、miRNA-30a-5P、miR-22 的过表达可显著降低 EWS 细胞的增殖能，miRNA 有可能成为治疗尤文肉瘤的靶向药物之一[3]。

参考文献

[1]　RIGGI N, SUVÀ M L, STAMENKOVIC I. Ewing's Sarcoma. N Engl J Med, 2021, 384(2): 154-164

[2]　AMRI M F, ABDULLAH A, AZMI M I, et al. Primary sinonasal Ewing sarcoma: A case report.Malays J Pathol, 2021, 43(2): 319-325

[3]　汪央，董瑞. 尤文肉瘤家族治疗进展. 临床小儿外科杂志，2022，21（02）：191-195

52格